乳腺癌合理用药指南

国家卫生健康委医政医管局　　　　支持编写
国家卫生计生委合理用药专家委员会　组织编写

编写指导委员会

<table>
<tr><td></td><td>张宗久</td><td>焦雅辉</td><td>赫　捷</td><td>孙　燕</td><td>张耀华</td></tr>
<tr><td>名誉主编</td><td>高　强</td><td>孙　燕</td><td></td><td></td><td></td></tr>
<tr><td>主　　编</td><td>徐兵河</td><td></td><td></td><td></td><td></td></tr>
<tr><td>副主编</td><td>马　飞</td><td></td><td></td><td></td><td></td></tr>
<tr><td>主编秘书</td><td>李　俏</td><td></td><td></td><td></td><td></td></tr>
</table>

编　　委　（按姓氏笔画排序）

<table>
<tr><td>王　殊</td><td>王永胜</td><td>王汝龙</td><td>王树森</td><td>厉红元</td></tr>
<tr><td>江泽飞</td><td>孙　强</td><td>李　卉</td><td>李　青</td><td>李大魁</td></tr>
<tr><td>李兴睿</td><td>李国辉</td><td>佟仲生</td><td>宋尔卫</td><td>张　频</td></tr>
<tr><td>张　瑾</td><td>张建国</td><td>张艳华</td><td>陆劲松</td><td>陈佳艺</td></tr>
<tr><td>邵志敏</td><td>金　锋</td><td>胡夕春</td><td>袁　芃</td><td>殷咏梅</td></tr>
<tr><td>梅　丹</td><td>廖　宁</td><td></td><td></td><td></td></tr>
</table>

人民卫生出版社

图书在版编目（CIP）数据

乳腺癌合理用药指南/国家卫生计生委合理用药专
家委员会组织编写.—北京：人民卫生出版社，2019
ISBN 978-7-117-27070-0

Ⅰ.①乳… Ⅱ.①国… Ⅲ.①乳腺癌－用药法－指南
Ⅳ.①R737.905-62

中国版本图书馆 CIP 数据核字（2018）第 168231 号

人卫智网	www.ipmph.com	医学教育、学术、考试、健康， 购书智慧智能综合服务平台
人卫官网	www.pmph.com	人卫官方资讯发布平台

乳腺癌合理用药指南

组织编写：国家卫生计生委合理用药专家委员会
出版发行：人民卫生出版社（中继线 010-59780011）
地　　址：北京市朝阳区潘家园南里 19 号
邮　　编：100021
E - mail：pmph @ pmph.com
购书热线：010-59787592　010-59787584　010-65264830
印　　刷：北京画中画印刷有限公司
经　　销：新华书店
开　　本：850×1168　1/32　**印张**：5.5
字　　数：121 千字
版　　次：2019 年 3 月第 1 版　2019 年 9 月第 1 版第 3 次印刷
标准书号：ISBN 978-7-117-27070-0
定　　价：26.00 元

打击盗版举报电话：**010-59787491**　**E-mail: WQ @ pmph.com**
（凡属印装质量问题请与本社市场营销中心联系退换）

序

    2015 年 10 月,十八届五中全会提出推进健康中国建设,健康中国被首次上升为国家战略。2016 年 10 月,中共中央、国务院印发《"健康中国 2030"规划纲要》,提出"把健康融入所有政策,加快转变健康领域发展方式,全方位、全周期维护和保障人民健康",为实现"两个一百年"奋斗目标和中华民族伟大复兴的中国梦提供坚实健康基础。健康中国国家战略是广大民意在国家最高施政层面的体现,也无疑对我国的医疗卫生工作提出了更高的要求。其中针对癌症这一严重危害人类健康的恶性疾病,规划要求到 2030 年实现总体 5 年生存率提高 15%。广大癌症医疗工作的从业者,任重而道远。

    改革开放以来,我国整体的医疗质量和可及性呈现显著提升的态势,医疗资源供给持续增加,重点疾病诊疗质量稳中有升,住院患者死亡率持续下降。然而在众多疾病中,癌症因其疾病负担重、防治难度大、技术要求高,依然是严重危害我国居民健康的重大疾病。目前我国癌症的整体发病率和死亡率依然呈现上升趋势,全国每年因癌症死亡人数超过 170 万,是我国导致死亡的首要病因。因此癌症防治形势依然十分严峻,其诊疗水平需要进一步提高。

    为了切实加强癌症防治工作,国家卫健委等行政部门近年来积极实施多项举措,切实推进我国癌症整体诊疗水平的提高。2015年印发《中国癌症防治三年行动计划（2015-2017年）》，明确了防治目标，提出了主要措施。2016年印发《关于加强肿瘤规范化诊疗管理工作的通知》，明确要求推行"单病种、多学科"诊疗模式，开展抗肿瘤药物的监测与评价，实施规范化诊疗。

内科治疗作为最主要的抗肿瘤治疗手段之一，近20年发展迅速，涌现了一大批新型化疗药物、内分泌治疗药物、靶向治疗药物、免疫治疗药物，极大提高了抗肿瘤治疗水平。然而由于抗肿瘤药物不同的作用机制，产生不同程度、不同系统的毒性反应，药品可及性和药理知识普及的区域差异，使得规范化和合理化使用抗肿瘤药物的临床需求变得极为迫切。为此，国家卫计委合理用药专家委员会专门成立抗肿瘤药物专业组，在国家卫生行政部门的指导下，在抗肿瘤药物的临床应用管理、药物治疗的规范和合理用药培训等方面开展了大量工作。而各类常见恶性肿瘤合理用药指南的出版，正是为了规范抗肿瘤药物治疗，消除恶性肿瘤内科诊疗水平的区域差异，整体提升我国恶性肿瘤的治疗水平。

乳腺癌是全球，也是我国女性发病率第一位的恶性肿瘤，是威胁女性健康的头号杀手。但是乳腺癌是既可预防又可治愈的肿瘤，所以乳腺癌也是多学科综合治疗取得突出进步的典范，而内科治疗在其中占有重要地位。

这一次，合理用药委员会也是首选乳腺癌开启恶性肿瘤单病种合理用药的工作，组织全国乳腺癌相关临床和药学专家，编撰了本版《乳腺癌合理用药指南》，不仅可以指导全国各级乳腺癌专业医生规范化使用抗肿瘤药物，也为卫生行政部门制定和完善相关政策提供有益参考，还可以为其他瘤种制定单病种合理用药指南提供示范。

　　希望广大相关医务人员认真学习并贯彻执行本版指南,为乳腺癌患者提供更加科学、更加规范的药物治疗,逐步缩小乳腺癌治疗区域差异,提高我国乳腺癌整体诊疗水平。最终为我国癌症的防控事业,为实现健康中国国家战略规划,作出我们的贡献。

中国工程院院士
国家癌症中心
中国医学科学院肿瘤医院

目 录

第一章　乳腺癌概述

第一节　中国乳腺癌临床与流行病学特征

乳腺癌是全球女性最常见的恶性肿瘤之一，也是严重危害女性健康的重要疾病。据美国癌症学会报告，估计在 2017 年美国乳腺癌的发病率和死亡率分别占女性恶性肿瘤的第 1 位（30%）和第 2 位（14%）。我国恶性肿瘤统计的权威统计数据显示，2015 年中国乳腺癌发病率居女性恶性肿瘤首位，占女性新发恶性肿瘤的 15%，也是我国 45 岁以下女性最常见癌症死因。

一、中国乳腺癌的发病率和死亡率

根据全球癌症状况（GLOBOCAN）2012 估计，中国女性乳腺癌的年龄标化发病率和死亡率是发达国家的 1/3。自 20 世纪 90 年代起，随着我国经济水平与人民生活水平的提高，暴露于乳腺癌危险因素的女性数量增多，我国乳腺癌的发病率逐年升高，是全球平均发病率的 2 倍。我国恶性肿瘤权威统计数据显示，2015 年我国有 272 400 例新发乳腺癌病例，其中女性为 268 600 例，男性为 3800 例；有 70 700 例乳腺癌患者死亡，其中女性为 69 500 例，男性为 1200 例，分别占全球 13% 的乳腺癌新发病例，以及 9.6% 的乳腺癌死亡病例。根据中国国家癌症中心基于人群登记的数据,在 2000—2011 年,我国乳腺癌的发病率呈现逐年上升的趋势。近期,北京市肿瘤防治研究办公室发布的癌症数据显示,北京的乳腺癌发病率由 2006 年的 51.46/10 万上升至 2015 年的 64.48/10 万。与此同时,随着我国全面迈进小康社会,人民生活水平进一步提高,在很长一段时间内,我国乳腺癌的发病率可能还会继续上升。

二、中国乳腺癌的地理差异

在我国城乡经济发展差距明显,同时乳腺癌的发病和死亡也具有城乡差异显著的特点。城市地区的发病率和死亡率均高于农村地区。据最新数据估计,2015 年城市地区的新发乳腺癌 189 500 例,农村地区新发乳腺癌 79 000 例。其中我国东部沿海地区发病率与死亡率明显高于全国其他区域,2015 年新发乳腺癌 83 900 例,占全国新发乳腺癌病例数的 31.2%,死亡乳腺癌 21 100 例,占死亡乳腺癌病例数的 30.4%。但是,根据 2000—2011 年的统计数据,经过年龄调整后,农村地区女性乳腺癌呈现发病率呈现上升较快的趋势,而城市地区女性乳腺癌发病率呈现上升放缓的趋势。

三、中国乳腺癌的年龄分布

全球 70% 的乳腺癌主要发生于 45 岁之后,以北美为代表的人群的发病高峰主要是在 65 岁以后的老年女性,以东欧为代表的人群发病高峰主要是在 55~65 岁。而中国女性乳腺癌的发病年龄较欧美国家呈现更年轻化的趋势,发病高峰在 45~54 岁。根据北京肿瘤防治研究办公室最新发布的北京乳腺癌相关数据显示,乳腺癌发病年龄在 2001 年以及 2006 年均呈 45 岁组和 60 岁组双峰分布;2015 年自 40 岁以后发病率进入高峰期,呈单峰分布。1999—2008 年的全国多中心回顾性临床流行病学调查发现,我国乳腺癌患者中,初次诊断乳腺癌的中位年龄是 48~50 岁,显著低于美国的 64 岁。其中初次诊断乳腺癌时小于 50 岁的人群占到 57.4%,处于绝经前状态的患者占到总病例数的 62.9%,这也提示中国乳腺癌的早期筛查年龄应该根据发病高峰年龄提前而提前。

四、中国乳腺癌的疾病特征

乳腺癌的分子分型是指导乳腺癌个体化治疗的重要依据。我国乳腺癌各分子分型的比例与发达国家基本一致。根据国内多项大样本研究结果总结,我国女性乳腺癌中 luminal 型占 60%~70%,HER2 阳性型占 25%~30%,三阴型占 15%~20%。

乳腺癌的诊断分期比例是评价乳腺癌早期发现的重要指标。目前,早期发现乳腺癌仍是乳腺癌治疗成功的重大影响因素。1999—2008 年的一项全国多中心研究数据显示,在我国确诊的乳腺癌中,Ⅰ 期患者占 15.7%,Ⅱ 期患者占 44.9%,Ⅲ 期患者占 18.7%,Ⅳ期患者占 2.4%。2009—2011 年上海人群肿瘤登记资料以及 2002—2004 年上海乳腺癌队列资料是以人群为基础进行统计,数据显示上海的 Ⅰ 期乳腺癌患者占 20%~30%。然而,美国 2005—2007 年的 SEER 数据库显示,美国确诊乳腺癌为 Ⅰ 期的人数高达近 50%,充分说明我国在乳腺癌早期发现、早期筛查方面仍有大量的工作需要进行,需要开展大规模的乳腺癌早期筛查,尤其是在欠发达地区以及农村地区。

五、中国乳腺癌的治疗情况

虽然从 20 世纪 90 年代起,保乳手术就是指南推荐的手术方式之一,但因为文化的差异、民众对生活质量的要求不同以及医疗条件缺乏等多重因素,我国的保乳率明显低于国外发达国家。一项全国调查发现,在乳腺癌手术患者中全乳切除手术占 88.8%,明显高于美国的36%。但在北京、上海等发达城市,保乳手术占比在逐年上升,从 2005 年的 12.1% 上升至 2008 年的 24.3%。

六、中国乳腺癌的生存情况

欧美发达国家的 5 年生存率较高,2017 年发表的文章显示,2006—2012 年间美国乳腺癌 5 年生存率高达 90%,其中白种人 91%,黑种人 80%。随着我国乳腺癌早期筛查的开展以及早期诊断的完善,同时由于乳腺癌全程管理概念的具体实施以及个体化治疗水平的全面提升,我国乳腺癌的生存率也得到显著提高,特别是在沿海发达城市。基于我国多个肿瘤登记点的数据显示,2003—2005 年我国女性乳腺癌 5 年年龄标化相对生存率为 73%。以上海为例,1988—1991 年的乳腺癌 5 年观察生存率和相对生存率分别为 67.5% 和72.0%,2002—2006 年已经分别提高到 81% 和 92%,目前已与欧美发达国家相当。但我们同样需要重视,在欠发达地区乳腺癌生存率的提高并不十分理想,这也从侧面反映我国城乡经济、医疗水平的差距。为了进一步提高欠发达地区乳腺癌患者的生存率,需要进一步推进乳腺癌的早期筛查,提高乳腺癌的早期诊断率以及推广乳腺癌规范化治疗和合理用药。

（王耀辉　陆劲松）

参考文献

[1] Fan L,Strasser-Weippl K,Li JJ,et al. Breast cancer in China. Lancet Oncol,2014,15(7):e279-89.

[2] Chen W,Zheng R,Baade PD,et al. Cancer statistics in China, 2015. CA Cancer J Clin,2016,66(2):115-32.

[3] Siegel RL,Miller KD,Jemal A. Cancer Statistics,2017. CA Cancer J Clin,2017,67(1):7-30.

第二节 乳腺癌治疗药物发展历程与展望

据 GLOBOCAN 2012 年的数据显示,乳腺癌位居全世界女性肿瘤发病率和死亡率的第 1 位,每年有 160 多万女性罹患乳腺癌,死亡病例高达 50 多万,严重危害女性健康。我国女性乳腺癌的年发病率也呈逐年上升趋势,2015 年中国癌症统计报告的结果显示年新发病例数高达 27.24 万,年死亡病例高达 7 万。在过去的 30 年里,早期乳腺癌的复发率从过去的 30%~40%,下降为现在的 20%~30%,这里面主要归功于药物治疗的进步和乳腺癌早期筛查等。

虽然治疗策略不断发展,治疗方法不断普及,但是我国乳腺癌的治疗现状仍不乐观,尤其在广大的农村地区。为了进一步提高乳腺癌的治疗水平,改善患者的预后,下面将对乳腺癌的各种全身治疗方案进行回顾分析。主要分为三方面内容进行阐述:化疗、内分泌治疗和靶向治疗。

一、化疗

(一)早期乳腺癌

对于早期乳腺癌的辅助化疗方案,Bonadonna 于 1976 年第一次应用 CMF 方案(环磷酰胺、甲氨蝶呤、氟尿嘧啶)作为辅助治疗,开展随机双盲研究。该研究结果随访到 1995 年共 20 年时发现,术后辅助化疗能显著降低淋巴结阳性乳腺癌患者的复发率,提高患者生存率。CMF 方案由此成为最早应用的联合化疗方案,用于术后辅助治疗。

20 世纪 80 年代,蒽环类药物被应用于晚期乳腺癌的临床治疗并取得较好疗效,此后,蒽环类药物逐步进入辅助治疗。早期乳腺癌临床试验协作组(Early Breast Cancer Trialists' Collaborative Group,EBCTCG)比较了蒽环类方案与 CMF 方案,结果显示蒽环类方案比 CMF 方案降低 12% 的年复发率($P=0.006$),降低 11% 的年死亡率($P=0.02$)。基于此,蒽环类方案被列为淋巴结阳性患者的首选方案。回顾性分析显示蒽环类方案的这种优势可能局限于人表皮生长因子受体 2(human epidermal growth factor receptor-2,HER-2)阳性的患者。

20 世纪 90 年代,紫杉类药物问世,其代表药物有紫杉醇及多西他赛。1994 年美国 FDA 批准紫杉醇用于复发转移性乳腺癌,2000 年批准用于乳腺癌术后辅助治疗。USO 9735 研究比较了 4 周期 AC(多柔比星和环磷酰胺)和 4 周期 TC(多西他赛和环磷酰胺)治疗 Ⅰ 期到 Ⅲ 期乳腺癌患者的疗效。随访 7 年的结果显示,TC 比 AC 显著改善无病生存期(disease free survival,DFS;81% vs 75%,$P=0.033$)和总生存(overall survival,OS;87% vs 82%,$P=0.032$)。CALGB9741 研究比较了紫杉类药物的不同临床应用方案,结果发现剂量密集(dose dense)方案显著改善生存结果(RR=0.69;P=0.013)。因此将每三周紫杉醇方案从指南中移除。一项法国的PACS01试验比较了6周期FEC(氟尿嘧啶、表柔比星、环磷酰胺)和3周期FEC之后使用3周期多西他赛的疗效和安全性。结果显示3周期FEC之后使用3周期多西他赛的5年DFS(78.4% vs 73.2%,P=0.012)和OS(90.7% vs 86.7%,P=0.017)较优。BCIRG001研究比较了TAC或FAC治疗淋巴结阳性乳腺癌患者的疗效,结果显示TAC比FAC显著改善患者无病生存(75% vs 68%,P=0.0001)和总生存(87% vs 81%,P=0.008)。NSABP B-36研究比较了6周期FEC和4周期AC治疗淋巴结阴性的乳腺癌患者。结果发现,虽然FEC的使用时间较长,但是8年的DFS结果并没有更好,相反有更多的不良反应。基于此,NCCN专家组将FEC/CEF(环磷酰胺、表柔比星、氟尿嘧啶)和FAC(氟尿嘧啶、多柔比星、环磷酰胺)/CAF(环磷酰胺、多柔比星、氟尿嘧啶)从辅助治疗推荐中移除。因此,NCCN2017 v2推荐的HER-2阴性患者的首选辅助化疗方案包括剂量密集AC之后使用每两周紫杉醇或每周紫杉醇、TC,其他方案包括CMF、TAC等。

(二)晚期乳腺癌

对于晚期乳腺癌的化疗方案,1978年发表的一项前瞻性随机化试验比较了CMF和CAF治疗未接受过治疗的晚期转移性乳腺癌患者。CAF组的缓解率(objective response rate,ORR)较高,达82%。2003年发表的一项随机化、多中心、Ⅲ期试验比较了AT(多柔比星和紫杉醇)和AC一线治疗转移性乳腺癌的疗效。结果显示两组的中位至疾病进展时间(time to progression,TTP)分别为37.3周和31.9周(P=0.014),

但是两组的 OS 没有差异。该研究支持 AT 为转移性乳腺癌的可选方案。2005 年的一项Ⅲ期研究比较了 EP(表柔比星和紫杉醇)和 EC(表柔比星和环磷酰胺)作为一线化疗方案治疗转移性乳腺癌患者的疗效。结果发现,无进展生存期(progression free survival,PFS)分别为 7.0 个月和 7.1 个月(P=0.41)。该研究表明 EP 并不比 EC 更能给未接受过紫杉醇治疗的转移性乳腺癌患者带来获益。2005 年发表的一项研究证实,卡培他滨 $1000mg/m^2$ 一天两次是治疗晚期乳腺癌患者的标准治疗方案。研究中发现该组的缓解率为 34.9%。2007 年发表的一项开放标签、随机化、多中心研究表明,紫杉醇 + 贝伐珠单抗比紫杉醇能够改善 PFS(11.8 个月 vs 5.9 个月,P<0.001),但两组之间的 OS 相似。2008 年发表的一项Ⅲ期研究比较了 GT(吉西他滨 + 紫杉醇)和紫杉醇治疗晚期乳腺癌患者的疗效。结果显示,中位生存期分别为 18.6 个月和 15.8 个月(P=0.0489)。该研究证明了吉西他滨治疗在以蒽环类药物为基础辅助治疗的复发或转移性乳腺癌患者中的地位,同时也证明了 GT 是可选的治疗方案。2010 年发表的一项Ⅲ期研究比较了 DE(多西他赛和表柔比星)和 DC(多西他赛 + 卡培他滨)治疗晚期乳腺癌患者的疗效。结果显示,两者的 TTP 分别为 10.6 个月和 11.0 个月(P=0.7)。研究支持两种方案均可作为晚期乳腺癌的一线治疗方案。对于经过多线化疗的晚期乳腺癌患者,几项研究均证明艾日布林治疗转移性乳腺癌有效。Ⅲ期 EMBRACE 试验艾日布林比医生选择的治疗方案(treatment of physician's choice,TPC)显著改善患者的中位 OS(13.1 个月 vs 10.6 个月 HR 0.81;P=0.041)。一项Ⅲ期研究比较了艾日布林和卡培他滨治疗晚期 HER-2 阴性乳腺癌患者的疗效,结果没有证

实艾立布林较卡培他滨在 OS 或 PFS 的优效性（15.9个月 vs 13.5 个月；HR 0.84）。伊沙匹隆是一种埃博霉素 B 的类似物。一项 Ⅱ 期研究证明它作为一线治疗的客观缓解率、缓解持续时间以及 OS 分别为 41.5%、8.2 个月、22.0 个月，因毒副反应较大，该药没有得到欧洲 EMEA 和 CFDA 的批准。总之，现在晚期乳腺癌可选的化疗单药有：蒽环类药物（多柔比星、多柔比星脂质体、表柔比星）、紫杉类（紫杉醇、白蛋白结合型紫杉醇和多西他赛）、抗代谢类（卡培他滨、吉西他滨）、微管抑制剂（长春瑞滨、艾日布林）和铂类（顺铂、卡铂）等。推荐的联合方案也有很多，例如 CAF/FAC、FEC、AC、EC、CMF、多西他赛 / 卡培他滨、吉西他滨 / 紫杉醇、吉西他滨 / 卡铂、紫杉醇 / 贝伐珠单抗等。现在还没有强有力的证据表明联合治疗优于单药序贯治疗。

二、内分泌治疗

对于早期乳腺癌患者，NCCN 指南要求所有原发性浸润性乳腺癌患者需要检测 ER 和 PR 状态。无论患者年龄、淋巴结状态或是否使用辅助化疗，ER 或 PR 阳性浸润性乳腺癌患者应当考虑内分泌治疗。经过几十年的发展，内分泌治疗药物逐渐增多，主要分为几类，其中包括雌激素受体调节剂、芳香化酶抑制剂（aromatase inhibitor，AI）、雌激素受体下调剂、促黄体生成素释放激素类似物、孕激素类药物。治疗绝经前和绝经后患者证据最确凿的内分泌治疗即为他莫昔芬。1985 和 1986 年，他莫昔芬被批准用于绝经后淋巴结阳性早期乳腺癌（用或不用放疗）。ATAC 研究证实阿那曲唑治疗绝经后激素受体阳性乳腺癌患者的疗效优于他莫昔芬（3 年 DFS：89.4% vs 87.4%，HR=0.83，P=0.013）。BIG1-98 研究证实来曲唑治疗相比于他莫昔芬可降低 DFS 事件发生率（HR=0.81,*P*=0.003）。2005 年,阿那曲唑和来曲唑被批准用于绝经后 HR+ EBC 患者的辅助治疗。之后内分泌的其他治疗方案也进行了探讨。四项研究（ITA、IES、ABCSG8 和 ARNO95 联合分析）分析了 2~3 年他莫昔芬之后序贯第三代 AI 均比持续他莫昔芬治疗显著提高生存结果。MA17 研究随访 2.4 年的结果发现,4.5~6 年辅助他莫昔芬之后延长 AI 治疗比安慰剂降低复发或对侧乳腺癌的发生风险（事件:75 vs 132）。ABCSG6a 研究表明 5 年辅助他莫昔芬之后使用 3 年阿那曲唑比没有进一步治疗显著降低复发风险（30 例 vs 56 例,*P*=0.047）。ATLAS 研究证实 10 年他莫昔芬组比 5 年降低绝对复发风险 3.7%,降低了死亡风险 2.8%。aTTOM 研究 9 年的随访结果表明,10 年他莫昔芬治疗比 5 年显著降低乳腺癌复发率（28% vs 32%,*P*=0.003）。MA17R 研究表明,延长辅助 AI 至 10 年比安慰剂可以提高 DFS（5 年 DFS:95% vs 91%,*P*=0.01）,降低对侧乳腺癌的发生率（0.21% vs 0.49%,*P*=0.007）。目前绝经前辅助内分泌治疗的疗程包括 5 年和 10 年,绝经后疗程包括 5 年、7~8 年和 10 年,但最佳疗程尚未讨论清楚。对于绝经前乳腺癌,1995 年他莫昔芬已经开始用于绝经前。SOFT 和 TEXT 研究的联合分析得出,中位随访 68 个月时,AI+OFS（ovarian function suppression）的 5 年 DFS 率为 91.1%。因此,NCCN 专家组和中国抗癌协会乳腺癌专家委员会指南和规范（Chinese Breast Cancer Society, CBCS 指南和规范）均推荐卵巢功能抑制 + 芳香化酶抑制剂 / 他莫昔芬 5 年作为绝经前激素受体阳性较高复发风险患者的辅助内分泌治疗选择（如年轻、高级别肿瘤、淋巴结阳性）。

　　绝经前晚期乳腺癌患者可选单用选择性 ER 调节

剂或卵巢功能抑制/切除+内分泌治疗。对于绝经后乳腺癌患者,AI 的疗效优于他莫昔芬,但是差距也不是很大。他莫昔芬成为标准治疗主要源于它的安全性,AI,这里指第三代芳香化酶抑制剂成为标准治疗是因为延长了中位 PFS 3~4 个月,而不是延长总生存。Ⅲ期 Confirm 临床试验比较了氟维司群 500mg 和 250mg治疗绝经后转移性 ER 阳性乳腺癌患者的疗效。结果显示,氟维司群 500mg 比 250mg 显著改善 PFS(HR 0.80;P=0.006)和 OS(26.4 个月 vs 22.3 个月,P=0.02)。FIRST 研究是一项Ⅱ期研究,比较了氟维司群和阿那曲唑治疗晚期乳腺癌的疗效。结果显示,氟维司群比阿那曲唑显著改善无疾病进展时间(23.4 个月 vs 13.1 个月,P=0.01)和总生存(54.1 个月 vs 48.4 个月,P=0.04)。Ⅲ期 FALCON 研究进一步验证,在未接受内分泌治疗的激素受体阳性局部晚期或转移性乳腺癌患者中,氟维司群 500mg 的疗效优于 AI,是晚期乳腺癌一线内分泌治疗的新标准(氟维司群 500mg vs AI 中位 PFS:16.6 个月 vs. 13.8 个月,P=0.0486)。

随着内分泌药物的使用,耐药现象不断增多。克服内分泌耐药的方法有很多,其中包括多种信号通路的联合。Palbociclib 是一种高选择性的 CDK4/6 抑制剂。PALOMA3 比较了 Palbociclib 联合氟维司群和氟维司群治疗绝经前或后、激素受体阳性、HER-2 阴性、既往内分泌治疗进展晚期患者的 PFS,结果显示联合治疗组显著高于氟维司群单药组(9.5 个月 vs 4.6 个月,P<0.0001)。NCCN 指南将 palbociclib+氟维司群作为激素受体阳性晚期乳腺癌患者的Ⅰ类治疗推荐。Ⅱ期研究 PALOMA-1/TRIO-18 研究表明,palbociclib+来曲唑联合治疗组比来曲唑单药组显著改善中位 PFS(20.2 个月 vs 10.2 个月,HR 0.488,

P=0.0004），但在 OS 上没有显著改善。PALOMA-2 研究证实 palbociclib+ 来曲唑治疗未经针对晚期疾病系统性治疗的 ER+/HER-2- 晚期乳腺癌的疗效（PFS：24.8 个月 vs 14.5 个月，HR=0.58，P<0.000001）。因此，NCCN 指南将 palbociclib+ 来曲唑作为一线治疗推荐。MONALEESA-2 研究的Ⅲ期结果表明，ribociclib+ 来曲唑在 24 个月随访时的 PFS 高于来曲唑单药组（54.7% vs 35.9%）。治疗获益在所有亚组中均是一致的。2017年 ribociclib 联用 AI 的方案被 FDA 批准用于 HR 阳性、HER-2 阴性的绝经后晚期乳腺癌患者。Ⅲ期 Monarch2 研究显示，Abemaciclib+ 氟维司群比氟维司群单药治疗内分泌治疗进展晚期患者可显著延长 PFS（16.4 个月 vs 9.3 个月；HR 0.553；P<0.001）。另外一种克服耐药的方法是联合 mTOR 抑制剂。BOLERO-2 研究是一项随机化的Ⅲ期研究，其结果表明依维莫司 + 依西美坦比安慰剂 + 依西美坦显著改善 PFS（延长了 4.6 个月，P<0.0001）。PrECOG0102 临床试验评价了氟维司群联合依维莫司或氟维司群单药治疗 AI 耐药、HER-2 阴性的绝经后转移性乳腺癌的疗效。结果显示，依维莫司联合氟维司群与单药氟维司群相比能显著改善患者的无进展生存期（PFS：10.4 个月 vs 5.1 个月，HR=0.60）。总体来说，CDK4/6 抑制剂和 mTOR 抑制剂都能够提升内分泌治疗的疗效和延缓耐药性的产生，但毒副反应有所不同，前者安全性较好，后者安全性较差，特别是口腔黏膜炎、非感染性肺炎和肝脏毒性。目前正在进行的 PACE 临床试验，评估在内分泌 +CDK4/6 抑制剂的基础上加用 PD1 单抗免疫治疗的价值。

三、抗 HER-2 靶向治疗

Slamon 在 1987 年报道提出 HER-2 基因与预后

相关。在浸润性导管癌中，有 20%~30% 的患者有 HER-2 基因的扩增，HER-2 基因扩增与肿瘤的发生、浸润、生长有关。1998 年,曲妥珠单抗被批准用于晚期乳腺癌的治疗。曲妥珠单抗辅助治疗四大经典研究包括 NCCTG N9831、NSABP B-31、HERA、BCIRG 006。NSABP B-31 和 NCCTG N9831 研究的联合分析表明，紫杉醇和曲妥珠单抗同时使用(AC-TH 方案)比常规 AC-T 可以降低复发风险(HR 0.52;$P<0.001$)和死亡风险(HR 0.61;$P<0.001$)。NCCN 专家组建议 AC 之后使用紫杉醇 + 曲妥珠单抗 1 年作为 HER-2 靶向辅助治疗方案的首选。HERA 研究分析了局部治疗和标准化疗之后使用 1 年、2 年对比无曲妥珠单抗治疗 HER-2 阳性患者的疗效。随访 11 年的结果显示,接受曲妥珠单抗 1 年比未接受者显著改善 DFS(HR 0.76),并降低死亡风险(IIR 0.74)。2 年辅助曲妥珠单抗比 1 年并不能改善 DFS(HR 1.02)。因此,曲妥珠单抗辅助治疗 1 年仍然是标准治疗方案。BCIRG006 研究表明 AC 之后使用多西他赛联合曲妥珠单抗(AC-TH)比对照组 AC-T 降低复发风险(HR=0.64,$P<0.001$)。TCH 组对比 AC-T 的 HR 为 0.75($P=0.04$)。目前指南推荐的方案包括 AC-TH、TCH 等。一项研究分析每周紫杉醇方案联合曲妥珠单抗治疗肿瘤较小、淋巴结阴性、HER-2 阳性患者的疗效,结果显示 3 年 DFS 为 98.7%,出现严重毒性事件的风险比较低。因此将此联合方案列为低风险、HER-2 阳性、Ⅰ期肿瘤患者的治疗选择。2012 年,美国 FDA 批准帕妥珠单抗用于转移性 HER-2 阳性乳腺癌患者的一线治疗。鉴于联合帕妥珠单抗改善转移性乳腺癌的 OS 以及作为新辅助治疗药物显著改善 pCR,因此针对新辅助治疗没有使用帕妥珠单抗的患者,NCCN 专家考虑将帕妥珠单抗加入到辅助治疗方案

中。但帕妥珠单抗辅助治疗的 Aphinity 试验结果不甚理想,获益并没有预期的那么大。经过 10 年的随访,1 年辅助曲妥珠单抗联合治疗可以降低一半 HER-2 阳性早期乳腺癌患者的复发风险,但是仍旧有 25% 的患者会复发转移。ExteNET 研究表明,与安慰剂相比,来那替尼改善无浸润性乳腺癌生存(事件:109 vs 70),具有统计学上的显著差异(HR=0.67;P=0.0091)。基于这个研究,提交了上市申请。

在晚期乳腺癌的治疗中,曲妥珠单抗单药在已经接受过其他治疗的患者中总疗效仍达 15%。研究结果表明,曲妥珠单抗联合一线化疗比单独化疗获得了更为显著的疗效,TTP 由 4.6 个月延长至 7.4 个月(P<0.001),总缓解率由 32% 增加到 50%(P<0.001),整体中位生存期由 20.3 个月延长至 25.1 个月(P=0.046)。曲妥珠单抗联合其他药物的方案也进行了探讨。例如联合多西他赛、卡铂、阿那曲唑等。一项随机化、双盲、Ⅲ期 CLEOPATRA 研究发现,曲妥珠单抗 + 多西他赛加入帕妥珠单抗能够显著改善 PFS(18.5 个月 vs 12.4 个月,P<0.001)和 OS。因此,NCCN 专家组推荐帕妥珠单抗 + 曲妥珠单抗联合紫杉类药物作为 HER-2 阳性转移性乳腺癌的首选一线治疗方案。

T-DM1 是一种曲妥珠单抗和 DM1 的抗体偶联药物。EMILIA 研究结果表明 T-DM1 比拉帕替尼 + 卡培他滨显著改善 PFS(9.6 个月 vs 6.4 个月,HR=0.65;P<0.001)和 OS(HR=0.62,P=0.0005)。MARIANNE 研究证明 T-DM1 和 T-DM1 联用帕妥珠单抗并不比曲妥珠单抗 + 紫杉类药物作为一线治疗更优效(T-DM1 单药 14.1 个月 vs 13.7 个月,P=0.31;T-DM1 联用帕妥珠单抗 PFS:15.2 个月 vs 13.7 个月,P=0.14)。NCCN 将 T-DM1 列为 HER-2 阳性转移性乳腺癌患者的一线治

疗方案,但帕妥珠单抗、曲妥珠单抗和紫杉类药物仍是HER-2 转移性乳腺癌的首选治疗方案。T-DM1 应当作为不适合首选方案患者的一线治疗选择。

多项研究已经证实,曲妥珠单抗治疗进展后继续使用曲妥珠单抗、患者依然可以获益,但最佳的使用时间尚未确定。一项多中心、开放标签、单组的Ⅱ期研究显示帕妥珠单抗和曲妥珠单抗联合治疗曲妥珠单抗进展的患者有效(客观缓解率 24.2%)。NCCN 专家建议在这种情况下,可以考虑使用曲妥珠单抗 + 帕妥珠单抗联合或不联合细胞毒性药物。2009 年发表在 JCO 的临床试验 GBG26 比较了卡培他滨单药和继续使用曲妥珠单抗 + 卡培他滨在 HER-2 阳性晚期乳腺癌中的疗效,研究发现靶向 + 化疗的 ORR(48.1% vs 27.0%,P=0.0115) 和 TTP(8.2 个 月 vs 5.6 个 月,P=0.0338)均优于单用化疗,而毒性并未增加。一项随机化Ⅲ期研究表明,与卡培他滨单药相比,拉帕替尼联合卡培他滨显著延长 TTP(HR=0.49),因此,卡培他滨 + 拉帕替尼也可以作为曲妥珠单抗治疗进展患者的一种治疗选择。一项Ⅲ期随机非盲试验对阿法替尼联合长春瑞滨与曲妥珠单抗联合长春瑞滨治疗曲妥珠单抗治疗进展的 HER-2 过表达转移性乳腺癌进行了比较。阿法替尼组、曲妥珠单抗组的中位 PFS 分别为 5.5 个月、5.6 个月(P=0.43),ORR 分别为 46%、47%。与曲妥珠单抗联合长春瑞滨相比,阿法替尼联合长春瑞滨并不能提高 PFS 或 ORR。目前正在进行的临床试验,评估小分子酪氨酸激酶抑制剂,如吡咯替尼(pyrotinib)和乌卡替尼(tucatinib)的价值。

四、BRCA1/2 胚系突变乳腺癌

乳腺癌 BRCA1 基因突变与三阴性乳腺癌相关,

BRCA2 基因突变可见于任何分子亚型的乳腺癌。乳腺癌的 BRCA1/2 基因突变降低了细胞通过双链修复机制来修复受损 DNA 的能力。因 DNA 的修复存在潜在缺陷，携带 BRCA 突变的肿瘤细胞非常容易受到其他靶向 DNA 损伤修复机制的靶向治疗攻击，如 ADP 核糖聚合酶（PARP）类抑制剂。奥拉帕利（olaparib，AZD2281）是一种选择性的 PARP1/2 抑制剂，他唑巴利布（talazoparib）的体外抗癌活性更强。两项Ⅲ期临床试验（OlympiAD 和 EMBRACA 试验）得出了一致的结果，与接受 2~3 线 TPC 化疗相比较，缓解率显著提高，PFS 获益接近（HR 在 0.6 左右）。需要注意的是，目前两个阳性结果的Ⅲ期临床试验组的人群均是 BRCA1/2 胚系突变乳腺癌患者，对于 BRCA 体细胞突变的乳腺癌的价值有待于进一步研究证实。

五、展望

2017 年 St.Gallen 大会上提出了早期乳腺癌治疗的"加减法"，既要避免治疗不足，又要避免治疗过度。对于化疗，中等复发风险的患者可能不需要含蒽环类药物的 8 周期方案，4 周期化疗可以获得同等的 DFS 和 OS。毫无疑问的是，延长内分泌治疗能进一步降低乳腺癌患者的复发风险。但对于哪些患者需要延长以及延长多长时间尚需探讨，目前推荐高危患者 5 年后进一步延长治疗，低危者不再治疗，可是在临床上中危患者占大多数。在晚期绝经后乳腺癌的治疗中，氟维司群、AI 加减 CDK4/6 抑制剂已经成为一线内分泌治疗新标准。另外，晚期的治疗比较关注疾病的基因及分子变化。随着精准治疗的发展，医生对患者的生活质量越来越关注。将来，以基因标志物为导向的治疗会成为临床实践中的基础治疗方式，对这些基因的评估会成为疾病管理的一部分。靶向治疗有待发现新靶点、克服耐药以及发展个体化监测,从而为患者带来更多获益。

（林叔陈 胡夕春）

参考文献

［1］Early Breast Cancer Trialists' Collaborative Group. Polychemo-therapy for early breast cancer:an overview of the randomised trials. Lancet,1998,351(9114):1451-1467.

［2］Bull JM,Tormey DC,Li SH,et al. A randomized comparative trial of adriamycin versus methotrexate in combination drug therapy. Cancer,1978,41(5):1649-1657.

［3］Baum M,Budzar AU,Cuzick J,et al. Anastrozole alone or in combination with tamoxifen versus tamoxifen alone for adjuvant treatment of postmenopausal women with early breast cancer: first results of the ATAC randomised trial. Lancet,2002,359 (9324):2131-2139.

［4］Breast International Group(BIG)1-98 Collaborative Group. A comparison of letrozole and tamoxifen in postmenopausal women with early breast cancer. Digest of the World Core Medical Journals,2006,353(26):2747-2757.

［5］Pagani O,Regan MM,Walley BA,et al. Adjuvant exemestane with ovarian suppression in premenopausal breast cancer. N Engl J Med,2014,371(14):1358-1359.

［6］Slamon DJ,Leyland-Jones B,Shak S,et al. Use of chemotherapy plus a monoclonal antibody against HER2 for metastatic breast cancer that overexpresses HER2. N Engl J Med,2001,344(11): 783-792.

[7] Baselga J, Cortés J, Kim SB, et al. Pertuzumab plus trastuzumab plus docetaxel for metastatic breast cancer. N Eng J Med, 2012, 366 (2): 109-119.

[8] Miller K, Wang M, Gralow J, et al. Paclitaxel plus bevacizumab versus paclitaxel alone for metastatic breast cancer. N Engl J Med, 2007, 357 (26): 2666-2676.

[9] Cristofanilli M, Turner NC, Bondarenko I, et al. Fulvestrant plus palbociclib versus fulvestrant plus placebo for treatment of hormone-receptor-positive, HER2-negative metastatic breast cancer that progressed on previous endocrine therapy (PALOMA-3): final analysis of the multicentre, double-blind, phase 3 randomised controlled trial. Lancet Oncol, 2016, 17 (4): 425-439.

[10] Finn RS, Martin M, Rugo HS, et al. Palbociclib and Letrozole in Advanced Breast Cancer. N Engl J Med, 2016, 375 (20): 1925-1936.

[11] Kornblum N, Zhao F, Manola J, et al. Randomized Phase II Trial of Fulvestrant Plus Everolimus or Placebo in Postmenopausal Women With Hormone Receptor-Positive, Human Epidermal Growth Factor Receptor 2-Negative Metastatic Breast Cancer Resistant to Aromatase Inhibitor Therapy: Results of PrE0102. J ClinOncol, 2018, 36 (16): 1556-1563.

[12] Martin M, Holmes FA, Ejlertsen B, et al. Neratinib after trastuzumab-based adjuvant therapy in HER2-positive breast cancer (ExteNET): 5-year analysis of a randomised, double-blind, placebo-controlled, phase 3 trial. Lancet Oncol, 2017, 18 (12): 1688-1700.

[13] Perez EA, Barrios C, Eiermann W, et al. Trastuzumab Emtansine With or Without Pertuzumab Versus Trastuzumab

Plus Taxane for Human Epidermal Growth Factor Receptor 2-Positive, Advanced Breast Cancer: Primary Results From the Phase III MARIANNE Study.J ClinOncol,2017,35(2):141-148.

[14] Ma F,Li Q,Chen S,et al. Phase I Study and Biomarker Analysis of Pyrotinib,a Novel Irreversible Pan-ErbB Receptor Tyrosine Kinase Inhibitor,in Patients With Human Epidermal Growth Factor Receptor 2-Positive Metastatic Breast Cancer.J ClinOncol,2017,35(27):3105-3112.

[15] Robson M,Im SA,Senkus E,et al. Olaparib for Metastatic Breast Cancer in Patients with a Germline BRCA Mutation.N Engl J Med,2017,377(6):523-533.

第二章 乳腺癌常用药物使用规范

第一节 常用内分泌药物

枸橼酸他莫昔芬(Tamoxifen Citrate)

(一)剂型、规格

片剂(按他莫昔芬计算):10mg;20mg。

(二)剂量和用法

剂量和用法:口服,一次 10mg,一日 2 次。部分患者用法也可一次 20 mg,一日 2 次。

(三)不良反应

治疗初期骨痛可一过性加重,继续治疗可逐渐减轻。最常见的不良反应为潮热,其他不良反应:

1. 胃肠道反应 患者可出现食欲减退,恶心,呕吐,腹泻等症状。

2. 生殖系统 患者可出现月经失调,闭经,阴道出血,外阴瘙痒,子宫内膜增生,内膜息肉和内膜癌等。

3. 皮肤 患者可出现颜面潮红,皮疹等症状。

4. 血液系统 偶见白细胞和血小板减少。

5. 肝功能损伤 有报道但较为少见。

6. 眼 长时间(17 个月以上)大量(0.24~0.32g/d)使用,患者可出现视网膜病或角膜浑浊。

7. 罕见不良反应 包括精神错乱,肺栓塞(表现

20

为气短),血栓形成,乏力,嗜睡等。

（四）相互作用

1. 雌激素可影响治疗效果。

2. 可增强抗凝血药作用,不宜合用。

3. 与细胞毒性药物合用有增加血栓栓塞的危险。

4. 骨转移患者用药初期,如同时使用能够降低肾脏钙排泄的药物如噻嗪类利尿药,可增加高钙血症的风险。

（五）用药注意事项

1. 禁忌证:对药物过敏者,妊娠、哺乳期患者,有眼底疾病者。

2. 肝肾功能异常者慎用,定期监测肝肾功能。

3. 骨转移患者治疗期间,特别是治疗初期需定期查血钙。

4. 运动员慎用。

5. 患者应注意每半年或一年做一次妇科检查,并进行经阴道超声或宫腔镜检查了解子宫内膜厚度,以防止出现子宫内膜癌等严重不良反应。

枸橼酸托瑞米芬（Toremifene Citrate）

（一）剂型、规格

片剂:40mg;60mg。

（二）剂量和用法

剂量和用法:口服,一次60mg,一日1次。

（三）不良反应

最常见的不良反应为面部潮红、多汗,其他常见不良反应为:

1. 消化系统　恶心、呕吐。

2. 生殖系统　子宫出血、白带。

3. 过敏　皮疹,瘙痒。

4. 中央及外周系统　头晕。

5. 精神系统　抑郁。

6. 其他　疲劳、水肿。

（四）相互作用

1. 托瑞米芬的主要代谢途径为 CYP3A 酶系统,该酶系的抑制剂,如伊曲康唑及类似的抗真菌药,红霉素等均可抑制本药代谢;该酶系诱导剂如苯妥英钠、苯巴比妥、卡马西平可加速本药代谢,使稳态血药浓度下降。

2. 抗雌激素药物与华法林类抗凝药物有协同作用,可引起出血时间严重延长,应避免同用。

（五）用药注意事项

1. 禁忌证:对药物及辅料过敏者。预先患有子宫内膜增生症及严重肝衰竭患者禁用。

2. 治疗前进行妇科检查确定是否存在子宫内膜异常。用药后每年至少进行一次妇科检查。

3. 既往有血栓性疾病史的患者一般不接受本品治疗。

4. 非代偿性心功能不全及严重心绞痛患者慎用。

氟维司群（Fulvestrant）

（一）剂型、规格

注射液:5ml:0.25g。

（二）剂量和用法

剂量和用法:臀部缓慢肌注,一次 500mg,每 28 天1 次,首次使用需在第 15 天时增加 1 次 500mg 剂量给药。

（三）不良反应

1. 全身及注射部位　注射部位反应,虚弱无力。

2. 肝胆系统　肝酶（ALT,AST,ALP）升高。

3. 胃肠道系统　恶心,呕吐,腹泻。

4. 神经系统　头痛。

5. 血管　潮热。

6. 代谢及营养系统　厌食。

7. 皮肤及皮下组织　皮疹。

8. 感染　泌尿道感染。

9. 免疫系统　过敏反应。

（四）相互作用

氟维司群与 CYP3A4 抑制剂或诱导剂同时使用时,无需调整氟维司群给药剂量。

（五）用药注意事项

1. 禁忌证:对药物或辅料过敏者,妊娠、哺乳期患者,严重肝功能损害者。

2. 轻度至中度肾功能损害患者(肌酐清除率≥30ml/min),无需调整剂量。未在严重肾功能损害患者(肌酐清除率 <30ml/min)中评价药物的安全性和有效性,建议慎用。

3. 轻度至中度肝功能损害患者无需调整剂量,但氟维司群的体内暴露可能增加,应慎用。

4. 运动员慎用。

5. 出血倾向、血小板减少症、正接受抗凝剂治疗的患者慎用。

6. 晚期乳腺癌患者血栓栓塞常见,用药过程中,高危患者应注意严密监测。

7. 用药期间存在发生骨质疏松症的风险,但目前尚无氟维司群对骨骼作用的长期资料。

8. 驾驶和操作机械时应特别谨慎。

阿那曲唑（Anastrozole）

（一）剂型、规格

片剂:1mg。

（二）剂量和用法

剂量和用法：口服，一次 1mg，一日 1 次。

（三）不良反应

1. 血管系统 潮热。

2. 消化系统 恶心，呕吐，腹泻，便秘。

3. 神经系统 头痛，嗜睡，腕管综合征，感觉障碍包括感觉异常，味觉丧失，味觉异常。

4. 肌肉骨骼系统 关节痛，关节僵直，关节炎，骨痛，肌痛，扳机指。

5. 皮肤和皮下组织 皮疹，毛发稀疏，多形性红斑，Steven-Johnson 综合征，变态反应包括血管性水肿，荨麻疹和过敏。

6. 肝胆系统 碱性磷酸酶、丙氨酸转移酶和天冬氨酸转氨酶升高，γ-GGT 和胆红素升高，肝炎。

7. 代谢和营养 厌食，高胆固醇血症。

8. 生殖系统 阴道干燥，阴道出血等。

9. 其他 乏力。

（四）相互作用

不宜与含有雌激素的疗法同用。

（五）用药注意事项

1. 禁忌证：绝经前患者，妊娠、哺乳期患者，严重肾功能损害者（肌酐清除率 <30ml/min），中重度肝功能损害者，对药物或辅料过敏者，同时应用含雌激素治疗者，合并使用他莫昔芬者。

2. 不推荐用于儿童。

3. 运动员、肝肾功能重度损害者慎用。

4. 伴有骨质疏松或潜在骨质疏松风险的妇女应在治疗前后定期检查骨密度，并适时给予预防与治疗。

5. 患有半乳糖不耐受症、原发性肠乳糖酶缺乏或葡萄糖 - 半乳糖吸收不良遗传疾病者不应服用。

6. 驾驶和机械操作者慎用。

来曲唑（Letrozole）

（一）剂型、规格

片剂：2.5mg。

（二）剂量和用法

剂量和用法：口服，一次 2.5mg，一日 1 次，进食不影响药物吸收。

（三）不良反应

1. 低雌激素症状　潮热。

2. 代谢和营养失调　食欲下降，食欲增加，体重增加，高胆固醇血症。

3. 消化系统　恶心，呕吐，消化不良，便秘，腹泻，肝功能异常。

4. 精神神经系统　抑郁，头痛，头晕。

5. 皮肤及皮下组织　脱发，多汗，红斑，斑丘疹，银屑病。

6. 肌肉及结缔组织　关节痛，肌痛，骨痛，骨质疏松，骨折。

7. 血管系统　高血压，血栓栓塞。

8. 全身反应　疲劳，外周水肿。

（四）相互作用

暂无相关资料。

（五）用药注意事项

1. 禁忌证：对药物及辅料过敏者，绝经前患者，妊娠、哺乳期患者。

2. 绝经后妇女治疗前须检查患者的 LH、FSH 和（或）雌二醇水平，从而确定其绝经状态。

3. 不得与其他含雌激素的药物同时使用。

4. 药物可降低血清雌激素水平，长期使用可能导致骨密度降低。

5. 严重肝功能不全的患者,其全身药物浓度和药物的终末半衰期接近健康志愿者的 2 倍,应严密观察。

6. 肝和(或)肾功能不全患者(肌酐清除率≥10ml/min)无需调整剂量,肌酐清除率 <10ml/min 的患者慎用。

7. 运动员慎用。

8. 驾驶车辆或操作机器者应谨慎。

依西美坦(Exemestane)

(一)剂型、规格
片剂:25mg。

(二)剂量和用法
剂量和用法:口服,一次 25mg,一日 1 次,餐后服用。

(三)不良反应
1. 血管系统 潮热。

2. 精神神经系统 抑郁,头痛,头晕,腕管综合征。

3. 消化系统 腹痛,恶心,呕吐,腹泻,便秘,消化不良。

4. 皮肤及皮下组织异常 出汗增多,脱发,皮疹。

5. 肌肉骨骼异常 关节和肌肉骨骼痛,骨折,骨质疏松。

6. 肝胆系统 肝酶升高,血胆红素升高,血碱性磷酸酶升高。

(四)相互作用
1. 与 CYP3A4 强诱导剂,如:利福平、抗惊厥药(苯妥英、卡马西平等)及某些含有贯叶连翘提取物(St John's Wort)的中草药制剂合并用药时,可以显著减少依西美坦的暴露,可能会降低本品的疗效。

2. 不可与雌激素类药物合用。

（五）用药注意事项

1. 禁忌证：对药物或辅料过敏者，绝经前患者，妊娠及哺乳期患者。

2. 用药前应通过评估 LH、FSH 和雌二醇水平确认妇女是否处于绝经后状态。

3. 中及重度肝、肾功能不全者慎用。

醋酸戈舍瑞林（Goserelin Acetate）

（一）剂型、规格

缓释植入剂：每支 3.6mg。

（二）剂量和用法

剂量和用法：腹部皮下注射，一次 3.6mg，每 28 天 1 次。

（三）不良反应

1. 局部反应　注射部位轻度瘀血。

2. 肌肉骨骼系统　关节痛。

3. 神经系统　感觉异常。

4. 皮肤反应　皮疹。

5. 低雌激素症状　潮红，多汗，性欲下降。女性：头痛，情绪变化。

6. 女性生殖器　阴道干燥出血，乳房变化。

（四）相互作用

暂无相关资料。

（五）用药注意事项

1. 禁忌证：对药物或其他 LHRH 类似物过敏者，妊娠、哺乳期患者。

2. 女性使用本品可能引起骨矿物质丢失。

3. 有导致子宫颈阻力增加，扩张子宫颈困难的风险。

4. 肾或肝功能不全者及老年患者不需要调整剂量。

醋酸亮丙瑞林(Leuprorelin Acetate)

(一)剂型、规格

1. 瓶装 注射用醋酸亮丙瑞林微球:每瓶 1.88mg;每瓶 3.75mg,每瓶附注射用溶媒。

2. 预充式注射器 注射用醋酸亮丙瑞林缓释微球:每支 3.75mg。

(二)剂量和用法

剂量和用法:皮下注射,一次 3.75mg,每 4 周 1 次。

(三)不良反应

1. 低雌激素症状 发生率≥5%:潮红、热感、肩部僵硬、头痛、失眠、眩晕、发汗。发生率 0.1%~5%:性欲减退、发冷、视觉障碍、情绪不稳定。

2. 女性生殖器 发生率 0.1%~5%:子宫出血、阴道干燥、性交痛、阴道炎、卵巢过度刺激综合征、乳房疼痛、肿胀感或萎缩。

3. 肌肉骨骼系统 发生率≥5%:关节痛和骨痛。发生率 0.1%~5%:手指或其他关节强直、腰痛、肌肉痉挛、骨质下降、血清磷升高或高钙血症。

4. 皮肤 发生率 0.1%~5%:痤疮、皮肤干燥、脱发、多毛、趾甲异常。

5. 精神神经系统 发生率 0.1%~5%:困倦、焦躁感、记忆减退、注意力降低、感觉异常。

6. 过敏 发生率 0.1%~5%:皮疹或瘙痒。

7. 肝脏 发生率 0.1%~5%:AST、ALT、ALP、LDH、γ-GTP 或胆红素升高。发生率 <0.1%:黄疸。

8. 消化系统 发生率 0.1%~5%:恶心、呕吐、食欲缺乏、腹痛、腹部胀满、腹泻、便秘、口腔炎症、口渴。

9. 循环系统 心悸、血压升高。

10. 血液系统 发生率 0.1%~5%:红细胞增多、

贫血、白细胞减少、血小板减少、部分凝血活酶时间（APTT）延长。

11. 泌尿系统　发生率 0.1%~5%：尿频、排尿困难或 BUN 升高。

12. 给药部位　注射部位疼痛、硬结、发红。发生率 <0.1%：脓肿。

13. 其他　发生率 0.1%~5%：疲劳感、倦怠、无力、口唇或肢体发麻、腕管综合征、耳鸣、耳聋、胸部不适、水肿、体重增加、下肢痛、呼吸困难、发热、总胆固醇、LDL 胆固醇或甘油三酯升高、高钾血症。发生率 <0.1%：体重降低、味觉异常、甲状腺功能异常。

（四）相互作用

亮丙瑞林通过降低性激素分泌达到治疗目的，性激素类化合物及其复方制剂会使本药疗效降低。

（五）用药注意事项

1. 绝经前乳腺癌患者禁忌证：对药物、合成 LH-RH 或 LH-RH 衍生物有过敏史者，妊娠、哺乳期患者，计划怀孕患者。

2. 本品只作为皮下给药，静脉注射可能会引起血栓形成。

醋酸甲羟孕酮

（Medroxyprogesterone Acetate）

（一）剂型、规格

片剂：500mg。

（二）剂量和用法

剂量和用法：口服，每日 500~1500mg，最高剂量 2000mg/d，大剂量可分成每天 2~3 次用药。

（三）不良反应

1. 过敏和过敏样反应。

2. 血栓栓塞性疾病。

3. 中枢神经系统　神经过敏、失眠、嗜睡、疲乏、抑郁、眩晕和头痛。

4. 皮肤和黏膜　荨麻疹、瘙痒、皮疹、痤疮、多毛症和脱发。

5. 胃肠道系统　恶心、呕吐和腹泻。

6. 乳房　胀痛和溢乳。

7. 其他　高热、满月脸、糖耐量减低、体液潴留和体重变化、胆汁淤积性黄疸、性欲减退、阴道出血、闭经、宫颈糜烂度或宫颈分泌的改变。

8. 高血压恶化或血压正常患者出现血压升高。

（四）相互作用

1. 氨鲁米特与醋酸甲羟孕酮同时使用时,可以显著地降低醋酸甲羟孕酮的生物利用度。

2. 联合巴比妥、苯妥英、扑米酮、卡马西平、利福平和灰黄霉素等酶诱导剂治疗会增加本品在肝脏的分解代谢。

3. 孕激素及其类似物能抑制环孢素代谢,从而增加血浆环孢素浓度,因此增加其毒性作用。

4. 在某些患者中观察到应用孕激素时会出现糖耐量减低,机制不明。因此,糖尿病患者在接受孕激素治疗期间应严密观察。在应用醋酸甲羟孕酮治疗时或治疗后,有必要调整降糖治疗方案。

（五）用药注意事项

1. 禁忌证:对药物及赋形剂过敏者、血栓性静脉炎、血栓栓塞性疾病、脑卒中或患有上述疾病相关的病史者、严重肝功能不全、骨转移患者出现高钙血症者、流产者、妊娠者、原因不明的阴道或尿道出血者、不明原因的乳腺疾病者。

2. 由于醋酸甲羟孕酮可增强凝血功能,若出现血栓栓塞性疾病、偏头痛、突发性部分或完全失明、复视、视盘水肿、视网膜血管损害等症状，应立即停药。

3. 可影响下列实验室检查结果：绒毛膜促性腺激素水平、血浆孕酮水平、尿孕二醇水平、血浆睾酮水平（男性）、血浆雌激素水平（女性）、血浆皮质醇水平、糖耐量试验、美替拉酮试验。

醋酸甲地孕酮（Megestrol Acetate）

（一）剂型、规格

分散片：40mg；160mg。

软胶囊：40mg

（二）剂量和用法

甲地孕酮软胶囊：口服，160mg/日，一次或遵医嘱分次使用。

甲地孕酮分散片：口服，一般剂量：一次160mg，一次或遵医嘱分次使用。高剂量：一次160mg，口服，一日2~4次。

（三）不良反应

1. 体重增加　常见，且常伴有食欲增加。对于癌症恶病质患者及体重下降、食欲减退的癌症患者，这种副作用常常是有益的。

2. 血栓栓塞现象　罕见报道，包括血栓性静脉炎及肺动脉栓塞。

3. 其他　偶见恶心、呕吐、水肿和子宫突发性出血，可发生于1%~2%的患者。罕见呼吸困难、心衰、高血压、脸发热与潮红、情绪改变、库欣面容、高血糖、秃发、腕管综合征、皮疹、肾上腺功能减退等。

（四）相互作用

尚不明确。

（五）用药注意事项

1. 由于在妊娠期头 4 个月内应用孕酮类药物对胎儿具有潜在性伤害,故不应推荐在妊娠期头 4 个月内应用本品。

2. 本品对于新生儿具有潜在的毒害作用,哺乳期妇女在用药期间应停止哺乳。

（史　蕤　尹　月）

第二节　常用化疗药物

盐酸多柔比星（Doxorubicin Hydrochloride）

（一）剂型、规格

1. 注射用粉针剂　10mg;50mg。

2. 注射液　5ml:10mg;10ml:20mg;25ml:50mg。

（二）剂量和用法

1. 剂量和用法　多柔比星注射剂:40~60mg/m^2,静脉滴注。

2. 配制注意事项

（1）注射用粉针剂:用注射用水或氯化钠注射液、葡萄糖注射液溶解,可轻摇半分钟使内容物溶解,但不要翻转小瓶,然后进一步稀释至 2mg/ml。

（2）注射液:禁止大剂量注射或未经稀释直接注射。

（3）如果皮肤接触到本品,应立即用肥皂和清水彻底清洗;如果眼部接触本品,应以碳酸氢钠溶液冲洗眼部。

3. 剂量调整　中度肝功能受损者用常用量的 1/2,重度肝功能受损者用常用量的 1/4,避免用于严重肝损伤患者。

（三）不良反应

骨髓抑制和心脏毒性是多柔比星最主要的两种不良反应。

1. 血液系统　骨髓抑制是主要的剂量限制性毒性反应。3、4 度反应的发生率为 3.7%；血红蛋白和血小板减少的发生率较低（<5%）。

2. 心血管系统　发生一过性心电图改变，不必立即中止本品治疗；少数患者可出现延迟性心肌损伤，表现为充血性心力衰竭，与累积剂量相关，有时可在停药半年后发生。这些情况可突发且无心电图异常。治疗过程中，累积剂量达 300~500mg/m^2，心脏毒性发生率从 1% 增加到 20%，建议最大累积剂量不超过 550mg/m^2。心脏毒性除考虑多柔比星的用药总量，还应对患者既往或同时使用的心脏毒性药品进行综合评定。建议在每个疗程前后都应检查心电图，对已有心功能损害的患者需格外小心。当本品累积剂量超过 450mg/m^2 时，须在每次用药前监测左心室射血分数。

3. 消化系统　主要为恶心（>10%）、呕吐（34%~37%），其他还包括口腔炎、腹痛、腹泻、胃肠道出血和结肠炎。

4. 皮肤系统　脱发（92%）、皮疹、风疹、红斑和手足综合征。个别患者出现荨麻疹、甲床部位色素沉着。

5. 其他　发生率较高（≥5%）的不良反应有：药物浓度高可引起静脉炎，外渗会出现组织溃烂和坏死。还包括厌食，无力，发热。

（四）相互作用

1. 与环磷酰胺、氟尿嘧啶、甲氨蝶呤、顺铂以及亚硝脲类药物发生协同作用；与柔红霉素交叉耐药；与严重骨髓抑制的亚硝脲类、丝裂霉素、大剂量环磷酰胺（>1g）或胸部放疗等同用应酌减剂量。

2. 与其他有潜在心脏毒性的抗肿瘤药物(如氟尿嘧啶、大剂量环磷酰胺、顺铂等)或与其他具有心脏活性药物(如钙通道阻滞剂)共同使用时,需在整个治疗期间监测心脏功能。联用曲妥珠单抗,须密切监测心脏功能。

3. 慎用药品　与硫唑嘌呤合用增加肝脏毒性风险;与华法林合用使国际标准化比值(INR)升高,出血风险增加。与 CYP3A4 抑制剂(如维拉帕米)或 P- 糖蛋白抑制剂(如地尔硫䓬)合用增加多柔比星的血药浓度。

4. 禁止合用药品　沙奎那韦,疫苗包括风疹减毒活疫苗、腮腺炎减毒活疫苗、麻疹减毒活疫苗、水痘减毒活疫苗、轮状病毒疫苗。

5. 给药顺序　多柔比星给药前使用紫杉醇可能会增加多柔比星和(或)其代谢物的血药浓度,建议先用多柔比星后用紫杉醇,减少上述效应发生。

(五)用药注意事项

1. 安全性

(1)缓慢静脉给药,禁用于肌内和皮下注射。

(2)严重心律失常、心功能不全、既往心肌梗死的患者禁用;已使用最大剂量蒽环类药物的患者禁用。

(3)多柔比星在给药后 1~2 天可使尿液呈红色,可告知患者不必紧张。

2. 稳定性

(1)注射用粉针剂:室温 15~30℃避光贮藏。复配后的溶液于室温避光可保存 24 小时,4~10℃可保存 48 小时。

注射液:开封后在 2~8℃避光可保存 24 小时,不能冷冻。

(2)注射用粉针剂或注射液避免与碱性溶液长期

接触;不可与肝素混合,亦不建议本品与其他药物混合。

3. 其他　建议中心静脉置管,如果发生任何外渗的迹象(如刺痛、红斑)都应立即停止滴注,从另一静脉重新开始。并以 1% 次氯酸钠溶液处理或冰敷外渗部位 30 分钟,每天 4 次,持续 3 天,减轻局部反应。

盐酸表柔比星(Epirubicin Hydrochloride)

(一)剂型、规格

1. 注射用粉针剂　10mg;50mg。

2. 注射液　5ml:10mg。

(二)剂量和用法

1. 剂量和用法　50~120mg/m^2,静脉滴注。

2. 配制注意事项

(1)注射用粉针剂:用注射用水或氯化钠注射液(不同厂家溶媒规定不同,请仔细阅读说明书)溶解,可轻摇半分钟使内容物溶解,但不要翻转小瓶。然后用氯化钠注射液进一步稀释到 2mg/ml。

(2)注射液:氯化钠注射液稀释后静脉滴注。

3. 剂量调整　中度肝功能受损者用常用量的 1/2,重度肝功能受损者用常用量的 1/4,避免用于严重肝损伤的患者。

(三)不良反应

与多柔比星相似,但程度较多柔比星低,尤其是心脏毒性和骨髓抑制。表柔比星和多柔比星引起相同程度心功能减退的累积剂量之比为 2:1。在乳腺癌的辅助治疗中,表柔比星的累积剂量一般不超过 720mg/m^2,在每个疗程前后都应进行心电图检查。

血液系统及胃肠道不良反应与多柔比星类似,其他常见为脱发(69.6%~95.5%)、男性胡须生长受抑;黏膜炎,用药的第 5~10 天出现,通常发生在舌侧及舌下黏膜;注射部位可出现静脉炎;月经不调(69.3%~71.8%);结膜炎;角膜炎。

(四)相互作用

1. 可能与环磷酰胺、氟尿嘧啶、甲氨蝶呤、顺铂等发生协同作用;可能与柔红霉素和多柔比星交叉耐药;与严重骨髓抑制的亚硝脲类、丝裂霉素、大剂量环磷酰胺(>1g)或胸部放疗等同用应酌减剂量。

2. 尽可能避免同时应用可能导致心脏或肝功能损害的药物,以避免增加心脏或肝功能损害。与曲妥珠单抗合用,须密切监测心脏功能。

3. 禁止合用药品 西咪替丁可显著增加本品的血药浓度、降低本品的药物清除率,因此表柔比星治疗期间应停用西咪替丁。因可能增加感染的风险,故禁止同时接种各种减毒活疫苗如风疹减毒活疫苗、腮腺炎减毒活疫苗、麻疹减毒活疫苗、水痘减毒活疫苗、轮状病毒疫苗等。

4. 给药顺序 表柔比星给药前使用紫杉醇可能会增加表柔比星和(或)其代谢物的血药浓度,建议在紫杉醇前使用表柔比星,减少上述效应发生。

(五)用药注意事项

1. 安全性

(1)本品禁止肌内注射和鞘内注射。

(2)禁用于因化疗或放疗而造成明显骨髓抑制的患者;禁用于已用最大剂量蒽环类药物(如多柔比星或柔红霉素)的患者;禁用于近期或既往有心脏病病史的患者。

(3)用药前或同时放射治疗纵隔、心包区域会增加心脏毒性风险,需要监测心功能。

(4)在用药1~2天内可出现尿液红染,可告知患者不必紧张。

2. 稳定性

（1）注射用粉针剂:开封前于室温 15~30℃ 避光保存,开封后 24 小时用完;复配溶液于 2~8℃ 避光可保存 24 小时;注射液:开封前于 2~8℃ 避光保存,不得冷冻;开封后 24 小时用完。

（2）因会产生沉淀,表柔比星不可与肝素、头孢菌素类混合,亦不建议本品与其他药物混合。

3. 其他

（1）用药时应注意避光,建议中心静脉导管输注,先注入生理盐水检查输液管通畅性并确认注射针头在静脉之后再缓慢给药,输注完成后用生理盐水冲洗。一旦发生外溢可引起静脉炎或血栓性静脉炎,应立即停止输注。

（2）面部潮红、血管出现局部红斑条纹预示滴速过快。

盐酸吡柔比星（Pirarubicin Hydrochloride）

（一）剂型、规格

注射用粉针剂:10mg;20mg。

（二）剂量和用法

1. 配制注意事项　用 10ml 注射用水或 5% 葡萄糖注射液溶解,小壶内静脉冲入;或用 5% 葡萄糖注射液 250~500ml 稀释后静脉滴注。

2. 剂量和用法　$40~50mg/m^2$,静脉滴注。

（三）不良反应

1. 血液系统　骨髓抑制为剂量限制性毒性,主要为粒细胞减少,贫血及血小板减少少见。

2. 心血管系统　心脏毒性低于多柔比星,急、慢性心脏毒性的发生率约分别为多柔比星的 1/7 和 1/4。吡柔比星累积剂量超过 $600mg/m^2$ 时心脏毒性增加,每周期前均要进行心电图检查。

3. 消化系统　最常见的胃肠道反应为恶心、呕吐(50%~97%)、食欲缺乏(>50%)、口腔黏膜炎(5%~25%)、腹泻(5%~25%)。恶心、呕吐多为轻、中度,厌食症发生频率与严重程度较多柔比星低。

4. 其他　肝肾功能异常、脱发(12%~94%)、皮肤色素沉着等,偶有皮疹。

(四)相互作用

1. 本品为多柔比星异构体,故应注意同时并用与多柔比星存在相互作用的药物的反应。

2. 与曲妥珠单抗合用,增加心脏功能障碍风险,须密切监测心脏功能。

(五)用药注意事项

1. 安全性

(1)本品不能皮下和肌内注射。

(2)密切监测心脏功能、肝肾功能、血细胞计数及继发感染等情况,对合并感染、水痘等症状的患者应慎用本药。

2. 稳定性　溶解后药液尽快用完,室温下放置不得超过 6 小时。

3. 其他

(1)可以用 PVC 输液袋或输液管线给药。

(2)输注过程中严格避免药液外渗。一旦发生渗漏,可能产生血管痛、静脉炎、注射部位硬结坏死,建议迅速停止输注,局部利多卡因封闭,必要时硫酸镁湿敷合用激素治疗。

紫杉醇(Paclitaxel)

(一)剂型、规格

注射液:5ml:30mg;10ml:60mg;25ml:150mg;16.7ml:

100mg。

（二）剂量和用法

1. 预处理　为了防止发生严重的过敏反应,接受本品的所有患者均需预防用药,通常在用紫杉醇注射液之前 12 小时及 6 小时共给予地塞米松 20mg 口服,或在使用本品之前 30~60 分钟静脉滴注地塞米松 20mg;同时在使用本品之前 30~60 分钟肌内注射或口服苯海拉明(或其同类药)50mg,以及静脉注射西咪替丁 300mg 或雷尼替丁 50mg。

2. 剂量和用法　80~175mg/m^2,静脉滴注,注射时间大于 3 小时。

3. 配制注意事项　浓缩注射剂在滴注前必须加以稀释,最终稀释至浓度为 0.3~1.2mg/ml。配制本品时建议戴手套。如果皮肤接触到本品,应立即用肥皂和水彻底清洗;眼部或黏膜接触到本品,立即用水彻底冲洗。

（三）不良反应

1. 血液系统　骨髓抑制(主要是中性粒细胞缺乏)是主要的剂量限制性毒性反应。治疗中 78% 的患者出现贫血(血红蛋白 <110g/L),16% 的患者贫血严重(血红蛋白 <80g/L)。贫血的发生率与药物剂量和时间之间没有明显相关性。

2. 过敏反应　在本品治疗前所有患者均应接受药物预处理,严重的过敏症状通常出现于治疗的第 1 小时,最常见的症状是:呼吸困难、脸红、胸痛、心动过速,应立即中断治疗并给予抗过敏药物。

3. 神经系统　神经系统临床症状的发生率和严重程度呈剂量依赖性。60% 的患者发生外周神经病变。最常见的表现为麻木和感觉异常,感觉神经症状通常在治疗停止后几个月内好转或缓解。

4. **心血管系统**　低血压、心动过速、高血压等均可出现于治疗过程中,通常不需要治疗。偶尔会因为高血压的初发或复发,需要中断或停止紫杉醇治疗。建议紫杉醇治疗中监测生命体征,尤其是输注的第1小时。除患者出现严重的传导异常外,不需要持续的心电监护。

5. **胃肠道及其他**　绝大多数患者(87%)可发生脱发。所有患者中报道的恶心/呕吐、腹泻、黏膜炎的发生率分别为52%、38%、31%。这些症状通常是轻到中度,化疗时应采取相应的止吐方案预防性治疗。

(四)相互作用

1. 与P450酶诱导剂如利福平、卡马西平、苯妥英等合用,可能降低紫杉醇血药浓度;与P450酶抑制剂如红霉素、氟西汀、吉非贝齐等合用,可能增加紫杉醇血药浓度和不良反应,合用需要调整紫杉醇剂量并监测患者不良反应与临床症状。

2. **禁止合用药品**　疫苗包括风疹减毒活疫苗、腮腺炎减毒活疫苗、麻疹减毒活疫苗、水痘减毒活疫苗、轮状病毒疫苗。

3. 当紫杉醇与多柔比星联合使用时,可能会提高多柔比星及其活性代谢产物的血药浓度。建议先用多柔比星后用紫杉醇。

4. 使用紫杉醇注射液递增剂量($110\sim200mg/m^2$)和顺铂($50mg/m^2$或$75mg/m^2$)作序贯滴注,当本品在顺铂之后给予则骨髓抑制更为严重。因此与铂类药物联合使用时应先用紫杉醇,可减少骨髓抑制的发生。

(五)用药注意事项

1. 安全性

(1)禁用于对紫杉醇或其辅料聚氧乙基化蓖麻油(Cremophor EL)有过敏反应病史者。

（2）紫杉醇注射液必须在有化疗经验的内科医生监督下使用,使用前须备有抗过敏反应药物及相应的抢救器械。

2. 稳定性　未开封的本品于室温（15~30℃）条件下贮藏。复配后的溶液于室温（约25℃）可稳定27小时。剧烈搅动、震动或摇晃可能会产生沉淀。

3. 其他　不提倡将未经稀释的浓缩液接触含增塑剂的聚氯乙烯（PVC）,滴注时应采用不含PVC的输液瓶和输液器,使用0.22μm的微孔滤膜作为终端滤器。

多西他赛（Docetaxel）

（一）剂型、规格

注射液:1ml:20mg;2ml:40mg;4ml:80mg;0.5ml:20mg（附1.5ml注射溶剂）;1ml:40mg（附3ml注射溶剂）;2ml:80mg（附6ml注射溶剂）。

（二）剂量和用法

1. 剂量和用法　60~100mg/m^2,静脉滴注,静脉输注1小时。

2. 配制注意事项　从冰箱中取出后在室温下放置5分钟,如果配有溶剂,将注射溶剂全部转到多西他赛瓶中,吸取所需剂量多西他赛,注入5%葡萄糖注射液或0.9%氯化钠注射液中,轻轻摇动,混合均匀,使最终浓度不超过0.74mg/ml。为避免药物过量引起毒副反应,切勿用溶剂洗刷西林瓶及注射器。如果多西他赛预注射液或注射用液接触到皮肤,应立即用肥皂和水彻底地清洗皮肤;接触到黏膜,立即用水彻底冲洗。

（三）不良反应

1. 血液系统　骨髓抑制（中性粒细胞缺乏）是主要的剂量限制性毒性反应。贫血常见（85.5%）,可有轻度血小板减少（12.9%）。

2. 过敏反应　大多发生在输注的最初几分钟内，通常是轻、中度。最常见症状是伴或不伴有瘙痒的红斑及皮疹、胸闷、背痛、呼吸困难等。重度反应包括低血压、支气管痉挛、全身皮疹，需停止输注并对症治疗后方可恢复。

3. 神经系统　轻至中度感觉神经症状包括感觉异常，感觉障碍或疼痛。

4. 全身及注射部位反应　包括不能耐受的外周水肿，也有少数发生胸膜腔积液、心包积液、腹水。外周水肿通常开始于下肢并可能发展至全身并伴有体重增加。因外周水肿中断治疗的中位累积剂量为 $1000mg/m^2$。

5. 皮肤反应　通常是轻至中度可逆转的皮肤反应，常表现为皮疹。

6. 其他　可能发生脱发、恶心、呕吐、口腔炎、腹泻和虚弱、低血压、心律失常、肺水肿及高血压等。

（四）相互作用

1. 多西他赛的蛋白结合率高（>95%）。红霉素，苯海拉明，普萘洛尔，普罗帕酮，苯妥英钠，水杨酸类药物，磺胺甲噁唑，丙戊酸钠、地塞米松不影响多西他赛与蛋白的结合，多西他赛不影响洋地黄毒苷的蛋白结合率。

2. 增加多西他赛暴露量和不良反应的药品　阿瑞匹坦，色瑞替尼，细胞色素 P450 抑制剂如克拉霉素、泰利霉素、氟康唑、伊曲康唑、伏立康唑、环孢素等。

3. 禁止合用的药品　疫苗，包括风疹减毒活疫苗、腮腺炎减毒活疫苗、麻疹减毒活疫苗、水痘减毒活疫苗、轮状病毒疫苗。

4. 给药顺序

（1）TAC 方案，给予多柔比星及环磷酰胺 1 小时后，再给予多西他赛。

（2）含曲妥珠单抗的化疗方案,多西他赛首次静脉给药应于曲妥珠单抗首次用药后一天。如果患者对前次曲妥珠单抗剂量耐受良好,多西他赛以后的用药应紧随曲妥珠单抗静脉输注后给药。

（五）用药注意事项

1. 安全性

（1）多西他赛只能用于静脉滴注。

（2）每瓶标示量为 1ml：20mg 的多西他赛,实际装有 1.2ml 浓度为 20mg/ml 的多西他赛溶液,此容积对于因药液黏稠导致药物挂壁等原因造成的液体损失进行了补充。因此,为避免药物过量,切勿用溶剂洗刷西林瓶及注射器。

（3）多西他赛必须在有化疗经验的医生指导下使用,注射本品前须备有抗过敏反应药物及相应的抢救器械,开始滴注的 10 分钟内密切监测生命体征,并在滴注期间和以后关注过敏反应。

2. 稳定性　预注射液在 2~8℃或室温保存,可稳定 8 小时;复配后的溶液,应在室温及正常光线下于 4 小时内使用。

3. 其他　避免多西他赛接触含增塑剂的 PVC 材料,滴注时应采用不含 PVC 的输液器。

白蛋白结合型紫杉醇
（Paclitaxel Albumin Bound）

（一）剂型、规格

注射用粉针剂：100mg。

（二）剂量和用法

1. 预处理　给药前无需抗过敏药预处理。

2. 剂量和用法　100~260mg/m^2,静脉滴注至少 30 分钟。

3. 配制注意事项 将 0.9% 氯化钠注射液 20ml 沿瓶内壁缓慢注入(约 1 分钟),使紫杉醇分散溶解为 5mg/ml 溶液,勿将 0.9% 氯化钠注射液直接注射到冻干粉上,以免形成泡沫。

注入完成后静置至少 5 分钟,以保证冻干粉完全浸透。轻轻摇动或缓慢地上下翻转至少 2 分钟,让瓶内所有冻干粉完全分散溶解,避免形成泡沫;如产生泡沫,静置 15 分钟,直到泡沫消退。

计算给药容积,准确抽取所需的悬浮液,用 0.9% 氯化钠注射液稀释后进行静脉滴注。

配制本品时建议戴手套。如皮肤接触到冻干粉或已溶解的悬浮液,应立即用肥皂水彻底冲洗;如果黏膜接触本药,应用流动水冲洗。

(三)不良反应

1. 血液系统 中性粒细胞减少是最重要的剂量限制性毒性,一般很快恢复正常。其中 4 度中性粒细胞减少发生率为 7%。贫血发生率 71%(血红蛋白 <110g/L),其中 10% 为严重贫血(血红蛋白 <80g/L)。3 度血小板减少发生率为 5%。

2. 过敏反应 过敏反应较紫杉醇发生率低,通常不需要预处理。3% 患者在给药当天出现 1、2 度过敏反应,表现为皮肤瘙痒、皮疹。发生严重过敏反应少见。

3. 神经系统 神经系统症状出现的频率和严重程度较紫杉醇高,且受既往或同时是否使用神经毒性药物的影响。通常情况下,单用本药治疗的患者出现神经系统症状的频率和严重性有剂量依赖性。71%~76% 出现感觉神经毒性,3 度反应发生率为 5%~7%,症状缓解时间为 8~33 天。

4. 心血管系统 给药过程中可见心电图改变、轻度低血压等,这些生命指征的改变通常无症状,严重心血管不良事件少见。

5. **胃肠道反应** 恶心、呕吐、腹泻和口腔黏膜炎的发生率分别为 23%、14%、15% 和 8%。有可能出现肠梗阻、胰腺炎和缺血性结肠炎。

6. **其他** 视物模糊或复视、乏力、脱发、咳嗽或呼吸困难。注射部位反应较轻微,且不常见。

(四)相互作用

1. 与 CYP2C8 抑制剂如炔雌醇、维生素 A 等合用,可能增加本药毒性。

2. 禁止合用的疫苗包括风疹减毒活疫苗、腮腺炎减毒活疫苗、麻疹减毒活疫苗、水痘减毒活疫苗、轮状病毒疫苗。

(五)用药注意事项

1. 安全性

(1)本品不能与其他紫杉醇类制剂进行替代或混合。

(2)疲劳、嗜睡和不适等不良事件可能会对驾驶和机器操作造成影响。

2. 稳定性

(1)本品未开封前于 20~30℃避光保存,冷冻或冷藏均不影响其稳定性。

(2)本品复配后立即使用,分散溶解于原西林瓶中 2~8℃避光可保存 24 小时。

(3)包含复配在西林瓶和输液袋中的保存时间总和为 8 小时,在输液袋中室温(近 25℃)和避光条件下最多可保存 4 小时。

3. **其他** 不建议在输液管线上加装终端滤器。如果应用含有硅油润滑剂的装置如针头或输液袋,会导致蛋白质凝聚。配制完成后的输液在转运过程中注意尽量不振摇,以免产生过多的泡沫。

酒石酸长春瑞滨(Vinorelbine Tartrate)

(一)剂型、规格

1. 注射用粉针剂　10mg;15mg;20mg。

2. 注射液　1ml:10mg;2ml:20mg;5ml:50mg。

3. 胶囊　20mg;30mg。

(二)剂量和用法

1. 配制注意事项　用 0.9% 氯化钠注射液溶解、稀释,于短时间内静脉输注,然后静脉滴注氯化钠注射液冲洗静脉。药物喷射入眼时可导致角膜溃疡,应立即用大量 0.9% 氯化钠注射液冲洗;接触到皮肤应用清水和肥皂清理,然后用水清洗。

2. 剂量和用法　剂量为 $25\sim30mg/m^2$,于 $15\sim20$ 分钟内静脉滴注。口服胶囊 $60\sim80mg/m^2$,每周一次,用于计算剂量的最大体表面积值为 $2m^2$;口服,进餐时或餐后服用,建议用餐时用水送服,禁止咀嚼或吮吸胶囊。

3. 剂量调整

(1)注射剂:肝功能不全患者应减量。

(2)口服胶囊:在 3 个疗程用药之后,可将长春瑞滨软胶囊的剂量增至 $80mg/m^2$;每周一次服用,但前 3 次应用 $60mg/m^2$ 剂量时,中性粒细胞若曾有一次 <500/mm^3 或不止一次低至 $500\sim1000/mm^3$ 间的患者仍用 $60mg/m^2$ 剂量。

(三)不良反应

1. 血液系统　粒细胞减少为剂量依赖性毒性,通常可逆且无蓄积。贫血常见,多为中度,3~4 度贫血发生率为 7.4%。血小板下降(1.2%)偶见。

2. 神经系统　外周神经毒性主要表现为深腱反射减弱或缺失,长期用药可出现下肢无力。严重的外周神经病（1%）并不多发且有可逆性；自主神经毒性主要表现为小肠麻痹引起的便秘。可能发生感觉和运动神经病变。

3. 胃肠道系统　1、2 度恶心、呕吐发生率为 30.4%，轻至中度腹泻和便秘常见。

4. 其他　脱发、疲乏、注射部位反应、肝功能监测升高、下颌疼痛和肌肉关节痛常见。少见但严重的不良反应为呼吸困难和支气管痉挛，通常于用药后数分钟或数小时内发生，偶见缺血性心脏病（心绞痛，心肌梗死或心电图短暂改变）。

（四）相互作用

1. 与 P450 酶抑制剂合用，增加长春瑞滨血药浓度和不良反应；与顺铂合用，增加骨髓抑制风险。

2. 伊曲康唑、泊沙康唑可增加长春瑞滨的神经毒性，为相对禁忌；与丝裂霉素合用可引起肺部毒性增加的风险；与苯妥英钠合用，会减少苯妥英钠的胃肠道吸收而引起惊厥加重。

3. 慎用药品　环孢素、他克莫司、依维莫司、西罗莫司。

4. 禁止合用药品　包括黄热减毒活疫苗、风疹减毒活疫苗、腮腺炎减毒活疫苗、麻疹减毒活疫苗、水痘减毒活疫苗、轮状病毒疫苗。

（五）用药注意事项

1. 安全性　严重肝损伤或肝损害者减量、肾功能不全者慎用；缺血性心脏病患者须慎重使用本药。

2. 稳定性　开启后或配制后的稀释液，在玻璃瓶或输液袋内于室温下可保存 24 小时。

3. 其他　必须确认注射针头在静脉内方可开始输注，药物若渗出静脉将引起局部强烈刺激反应，一旦药液外漏应立即停止注药，余药另换静脉输注。

环磷酰胺（Cyclophosphamide）

（一）剂型、规格

1. 注射用粉针剂　0.1g；0.2g；0.5g；0.8g。

2. 片剂　50mg。

（二）剂量和用法

1. 剂量和用法　注射剂：400~830mg/m^2，静脉滴注；口服片剂：50~100mg/m^2，口服，1 次 / 日。

2. 配制注意事项　粉针剂：将适量的氯化钠注射液加入瓶内，轻摇小瓶。如果干粉不能立即完全溶解，可将溶液静置数分钟直至完全清澈，对于短时间静脉输注，可加氯化钠注射液等溶媒（不同厂家溶媒规定不同，请仔细阅读说明书）进一步稀释，进行输注。输注持续时间，根据容量不同从 30 分钟至 2 小时。

（三）不良反应

1. 血液系统　白细胞减少较血小板减少为常见，血小板减少较其他烷化剂少见。

2. 肾和泌尿系统　当大剂量注射环磷酰胺，且缺乏有效预防措施时，可致出血性膀胱炎，表现为膀胱刺激症状、少尿、血尿及蛋白尿，环磷酰胺常规剂量应用时发生率较低，但是也建议进行水化利尿来降低膀胱毒性与发生率。

3. 胃肠道反应　中到重度胃肠道反应发生率为50%。包括食欲减退、恶心、呕吐、腹泻、便秘、胃黏膜损伤，一般停药 1~3 天即可消失。偶有发生出血性结肠炎。

4. 其他　心脏毒性、免疫抑制、脱发、口腔炎、多形性红斑、皮肤色素沉着、Stevens-Johnson 综合征、中毒性肝炎、月经紊乱、无精子或精子减少及肺纤维化等。

（四）相互作用

1. 与抗痛风药如别嘌醇、秋水仙碱、丙磺舒等合用，使血清尿酸水平增高，合用时应调整抗痛风药剂量。

2. 与大剂量巴比妥、卡马西平、氢氯噻嗪、皮质激素类等合用，影响环磷酰胺代谢，增加不良反应；与色瑞替尼、尼洛替尼合用，降低环磷酰胺的有效性。

3. 慎用药品　与华法林合用，增加出血风险；与他莫昔芬合用，增加血栓风险；与环孢素合用，降低环孢素的血药浓度。

4. 禁止合用药品　风疹减毒活疫苗、麻疹减毒活疫苗、腮腺炎减毒活疫苗、水痘减毒活疫苗、轮状病毒疫苗。

（五）用药注意事项

1. 安全性

（1）本品的代谢产物对尿路有刺激性，应用时鼓励患者多饮水，大剂量应用时应水化、利尿，同时给予尿路保护剂美司钠。

（2）接受环磷酰胺化疗期间，禁忌饮酒及含酒精饮料。

2. 稳定性　30℃的室温条件下储存；如果粉针剂被暴露在更高的温度下，环磷酰胺可能会出现融化的迹象。以 0.9% 氯化钠注射液、5% 葡萄糖注射液、5% 葡萄糖氯化钠注射液稀释后于室温均可保存 24 小时；0.9% 氯化钠注射液稀释后冷藏可保存 6 天；5% 葡萄糖注射液、5% 葡萄糖氯化钠注射液稀释后冷藏可保存 36 小时。

卡培他滨（Capecitabine）

（一）剂型、规格

片剂：150mg；500mg。

（二）剂量和用法

1000~1250mg/m², 口服, 早晚各 1 次, 连服 2 周休息 1 周, 21 天为 1 个周期。直接吞服药片, 不能压碎或掰开服用。餐后 30 分钟整杯水送服。

（三）不良反应

1. 消化系统 常见重度腹泻（47%~67%）、腹痛（14%~35%）、便秘（9%~20%）、口腔炎（22%~67%）、食欲减退（9%~26%）、恶心（34%~53%）、呕吐（15%~37%）、胃肠道出血（6%）等。对于重度腹泻的患者应密切监护, 在适当的情况下及早开始标准止泻治疗（如洛哌丁胺）。可能因厌食、恶心、呕吐或腹泻等引发脱水症状。

2. 皮肤系统 手足综合征（54%~63%）和皮炎（8%~37%）常见, 还可出现皮肤色素沉着、指甲病变、光敏反应等。严重的不良反应为Stevens-Johnson综合征、中毒性表皮坏死松解症。

3. 神经系统 感觉异常（12%~21%）、味觉紊乱、失眠症、意识错乱等多见, 还可出现共济失调、周围神经病变。

4. 血液系统 主要为轻至中度贫血、白细胞减少、中性粒细胞减少、淋巴细胞减少、血小板减少。

5. 其他 肝毒性常见, 高胆红素血症发生率为20%~48%, 其中 3、4 度发生率为 2%~20%。还可能出现心脏毒性、虚弱（16%~41%）、食欲改变、肌肉痛等。

（四）相互作用

1. 对使用卡培他滨同时口服香豆素类衍生物应常规监测 INR, 并调整抗凝药的剂量。

2. 与苯妥英钠合用, 增加苯妥英钠相关毒性, 应监测苯妥英钠的血药浓度; 与亚叶酸钙合用, 增加卡培他滨代谢产物氟尿嘧啶的浓度与毒性, 合用时密切监测患者反应。

3. 慎用药品 含氢氧化铝和氢氧化镁的抑酸剂、他莫昔芬、西咪替丁、经 CYP2C9 酶代谢的药物如华法林。

4. 禁止合用药品 疫苗,包括风疹减毒活疫苗、腮腺炎减毒活疫苗、麻疹减毒活疫苗、水痘减毒活疫苗、轮状病毒疫苗。

(五)用药注意事项

卡培他滨用于肝功能损害患者时应密切监测。治疗期间还需监测全血细胞计数、肾功能,监测有无发生腹泻、手足综合征、胃肠炎。

(孙雯娟 白 帆 梅 丹)

氟尿嘧啶(Fluorouracil)

(一)剂型、规格

注射液:10ml:250mg。

(二)剂量和用法

1. 剂量和用法 与环磷酰胺为基础的化疗方案联合使用时,氟尿嘧啶的推荐剂量为 $500\sim600mg/m^2$。

2. 配制注意事项 氟尿嘧啶可稀释于 0.9% 氯化钠注射液,或于 5% 葡萄糖注射液,每次静脉滴注时间不得少于 6~8 小时。可以采用输液泵持续泵入给药。

3. 剂量调整 老年人、肝肾功能不全、骨髓抑制、出现广泛性骨转移、曾接受大剂量放疗的患者应减量使用。

(三)不良反应

1. 常见的不良反应 ①皮肤毒性反应:过敏性接触性皮炎、灼烧感、皮肤硬皮、手足综合征、瘙痒、瘢痕、皮肤溃疡、黏膜溃疡;②腹泻,黏膜炎症性疾病,胃肠道溃疡;③骨髓抑制:包括中性粒细胞减少、血小板减少和贫血。中性粒细胞计数的最低点通常发生在氟尿嘧啶给药后的第 9~14 天。

2. 其他严重的不良反应　①心血管毒性:心绞痛,心脏毒性,心电图异常;②长期应用可导致神经系统毒性。

(四)相互作用

1. 抗凝血药和 CYP2C9 底物　与华法林同时服用的患者凝血时间延长。

2. 与甲氨蝶呤、甲硝唑及四氢叶酸合用,可影响其药效及毒性。

3. 用本品时不宜饮酒或同用阿司匹林类药物,以减少消化道出血的可能。

4. 给药顺序　在与环磷酰胺为基础的化疗方案中,应先给予环磷酰胺,再给予氟尿嘧啶。

(五)用药注意事项

1. 15~30℃避光贮存。

2. 当患者的 DDP 酶活性缺失时,发生严重及威胁生命的黏膜炎、腹泻、中性粒细胞减少和神经毒性的风险会增加。

3. 除单用本品较小剂量作放射增敏剂外,一般不宜和放射治疗同用。

4. 当伴发水痘或带状疱疹时禁用本品。

5. 其他　有下列情况者慎用本品:①肝功能明显异常;②周围血白细胞计数低于 $3.5 \times 10^9/L$、血小板低于 $50 \times 10^9/L$ 者;③感染、出血(包括皮下和胃肠道)或发热超过 38℃者;④明显胃肠道梗阻;⑤脱水或(和)酸碱、电解质平衡失调者。

吉西他滨(Gemcitabine)

(一)剂型、规格

注射液:200mg;1000mg。

（二）剂量和用法

1. 剂量和用法　乳腺癌：1000~1250mg/m^2，静脉滴注 30 分钟。

2. 配制注意事项　至少 5ml 的 0.9% 氯化钠注射液注入 200mg 规格瓶中；至少 25ml 的 0.9% 氯化钠注射液注入 1000mg 规格瓶中，振摇至完全溶解后，进一步用 0.9% 氯化钠注射液稀释，使吉西他滨浓度≤40mg/ml。配制好的吉西他滨溶液应贮存在室温并在 24 小时内使用，配制好的吉西他滨液体不得冷藏，以防结晶析出。

（三）不良反应

1. 血液系统　可出现贫血、白细胞计数降低和血小板减少，骨髓抑制常为轻到中度，多为中性粒细胞减少，血小板减少也比较常见。

2. 恶心、呕吐。

3. 肝功能异常　以转氨酶和碱性磷酸酶的升高多见，但往往为轻度、一过性的。

4. 过敏反应　可有皮疹并伴瘙痒，通常症状轻；患者有时可能发生支气管痉挛，痉挛一般为轻度且一过性。

5. 肾脏毒性　常见轻度蛋白尿和血尿，但极少伴有临床症状，通常不伴有血清肌酐与尿素氮的变化，未观察到累积性的肾脏毒性，但仍应密切关注相关指标变化。

6. 水肿 / 周围性水肿。

7. 呼吸困难　在用药后数小时内可能会发生呼吸困难，持续短暂、症状轻、大多无需特殊治疗即可消失。

（四）相互作用

1. 在严重肾功能不全的患者中禁止联合应用吉西他滨与顺铂。

2. 禁止吉西他滨与放射治疗同时联合应用(有辐射敏化和发生严重肺及食管纤维样变性的危险)。

3. 给药顺序　吉西他滨与顺铂联用,应先给予吉西他滨,再给予顺铂,因顺铂会影响吉西他滨体内过程,加重骨髓抑制。

(五)用药注意事项

1. 肺毒性和呼吸衰竭　出现不明原因的新的或恶化的呼吸困难或严重肺毒性的证据,立即停用吉西他滨。

2. 溶血尿毒综合征(HUS)　在治疗前监测肾功能。在肾功能不全的患者中,若肌酐清除率 >30ml/min,仍可使用吉西他滨。出现 HUS 或严重肾损害应停用吉西他滨。

3. 肝毒性　肝功能不全的患者使用吉西他滨须特别小心,应定期评估患者的肾脏和肝脏功能。已经出现肝脏转移或既往有肝炎、酗酒或肝硬化病史的患者应用吉西他滨可能会使潜在的肝功能不全恶化。

4. 增加放疗毒性　放疗的同时给予 $1000mg/m^2$ 的吉西他滨可导致严重的肺或食管病变。

5. 吉西他滨可引起困倦,患者在此期间必须禁止驾驶和操纵机器。

6. 毛细血管渗漏综合征　停用吉西他滨。

7. 已知对本药高度敏感的患者应严禁使用。

卡铂(Carboplatin)

(一)剂型、规格

1. 注射液　15ml:150mg、10ml:100mg、10ml:50mg。

2. 注射用粉针剂　50mg、100mg。

(二)剂量和用法

1. 剂量和用法　采用公式计算法(Calvert 计算法)

计算给药剂量：

$$总剂量（mg）= 设定 AUC ×$$
$$［肾小球滤过率（GFR）+25］$$

早期乳腺癌与转移性乳腺癌的治疗：卡铂推荐剂量为 AUC 5~6,21 天为 1 个周期,静脉滴注。

2. 配制注意事项

（1）注射液：临用时加入到 5% 葡萄糖注射液 250~500ml 中静脉滴注（伯尔定也可用 0.9% 氯化钠注射液稀释）。

（2）注射用粉针剂：用 5% 葡萄糖注射液溶解本品至浓度 10mg/ml,再加入到 5% 葡萄糖注射液 250~500ml 中静脉滴注。

3. 剂量调整　肾功能损害（肌酐清除率 <60ml/min）患者发生严重骨髓抑制的危险性增加,当肌酐清除率为 41~59ml/min,推荐初始剂量为 250mg/m²,当肌酐清除率为 16~40ml/min,推荐初始剂量为 200mg/m²。

（三）不良反应

骨髓抑制是卡铂的剂量限制性毒性,其他毒性表现为肾毒性、胃肠道毒性、过敏反应、耳毒性、神经毒性、肝毒性、电解质异常、脱发、衰弱,少见呼吸系统、心血管、黏膜、泌尿生殖系、皮肤和肌肉、骨骼的不良反应。

1. 十分常见的不良反应（>10%）

（1）血液系统：白细胞减少症、中性粒细胞减少和血小板减少症的发生是剂量依赖性的。

（2）胃肠毒性：恶心、呕吐,其中有 1/3 患者呕吐严重,恶心和呕吐通常在治疗后 24 小时消失。

（3）肾毒性：卡铂的肾毒性无剂量依赖性,且不需要采用如水化和（或）利尿等预防措施。血尿素氮升高多见,27% 患者会发生肌酐清除率降低。

（4）耳毒性：15% 的患者在接受卡铂治疗后,可能会发生无临床症状的高音频区听力损伤。

2. 常见（>1% 至≤10%）

（1）过敏反应：约 2% 的患者在接受本品治疗时出现皮疹、荨麻疹、红斑、紫癜、瘙痒、罕见的支气管痉挛和低血压，一般在注射后数分钟内发生。一旦发生，应使用肾上腺素、糖皮质激素和抗组胺等药物治疗。以往接受过铂剂治疗的患者中，发生过敏反应的危险性增加。

（2）神经毒性：使用卡铂治疗后，外周神经病变的发生率为 4%，多数病例限于感觉异常和深腱反射减低。

（3）肝毒性：肝功能正常的患者，用卡铂治疗后，出现轻至中度肝功能异常，碱性磷酸酶升高较常见，通常是轻度、可逆的。本品大剂量应用时可致严重的肝功能受损。

（4）少数患者可有味觉改变（1%）、脱发（3%）、衰弱（8%）、非感染或过敏引起的发热、寒战。脱发和衰弱在卡铂与其他药物联合化疗时更常见。

（四）相互作用

1. 本品与氨基苷类药物联合应用时，可导致耳毒性和肾毒性增加。

2. 与各种骨髓抑制剂或放射治疗合用，可增加骨髓抑制的毒副作用，此时卡铂应作剂量调整。

3. 本品与其他有致呕吐作用的药物联合应用时，呕吐增加。本品应避免与其他有肾毒性的药物联合应用。

（五）用药注意事项

按所推荐条件配制的溶液室温中保持 8 小时稳定。本品在稀释或给药时，不能接触含铝的针头或静脉输注装置，否则会产生沉淀或降低效价。

顺铂（Cisplatin）

（一）剂型、规格

1. 注射液　50ml:50mg、6ml:30mg、2ml:10mg、20ml:20mg。

2. 注射用粉针剂　10mg、20mg、30mg。

（二）剂量和用法

1. 剂量和用法　晚期转移性乳腺癌:顺铂推荐剂量一般为75mg/m^2,静脉滴注,可与吉西他滨、紫杉醇、多西他赛、长春瑞滨等联合使用,也可单药使用。

2. 治疗前、后的水化　在用顺铂前8~12小时内患者应充分水化,以保证良好的尿排出量,减少肾毒性。水化必须达到2小时内静脉输入2L的0.9%氯化钠注射液或葡萄糖氯化钠注射液,在用药前水化之后,可给予10%甘露醇注射液利尿。在静脉滴注顺铂后的24小时内,保持适量的水化及排尿量,目标是在6~12小时内应用2L的0.9%氯化钠注射液或葡萄糖氯化钠注射液静脉输注。

3. 配制注意事项　本品需用0.9%氯化钠注射液或5%葡萄糖溶液稀释后静脉滴注(不同生产厂家,由于剂型及辅料不同,溶媒选择有差异,请仔细阅读药品说明书),输注时间为1~2小时,延长输注时间可减低胃肠及肾毒性,运送及静滴时应予避光。

（三）不良反应

常见恶心、呕吐,骨髓抑制、剂量累积性肾毒性及听力损伤。

1. 消化道毒性　顺铂几乎对所有患者均引起严重的恶心、呕吐。恶心及呕吐一般在治疗后1~4小时开始,并可持续到治疗后1周。

2. 肾毒性　肾功能不全是顺铂的主要限制性毒

性,肾毒性的发生率为 28%~36%。表现为 BUN、肌酐的升高和肌酐清除率的下降。老年患者更易发生肾毒性。肾功能损害主要表现为肾小管的损伤。

3. 耳毒性　31% 接受单剂量顺铂 50mg/m² 的患者发生耳毒性,表现为耳鸣和高频率的听力损伤,儿童发生率高,为 40%~60%。顺铂初始剂量发生耳聋已被报道,随着剂量的增加变得更加频繁和严重。

4. 其他　①神经毒性,表现为周围神经病变;②过敏反应,主要表现为面部水肿、喷嚏、心动过速及低血压;③高尿酸血症,主要是由于肾毒性所致,可用别嘌醇以减少血清尿酸水平;④低镁血症及低钙血症,可表现为肌肉刺激性或抽搐、阵挛、震颤、掌足痉挛或强制抽搐。

(四)相互作用

1. 当抗惊厥药物与顺铂合用时,抗惊厥药物可能达不到治疗剂量的血浆水平。

2. 与氨基苷类等肾毒性和耳毒性药物合用,可增强顺铂的肾毒性及耳毒性。

(五)用药注意事项

1. 贮存与给药期间需避光。

2. 顺铂可与铝相互作用生成黑色沉淀,有含铝的针头、注射器、套管或静脉装置,可能与顺铂的接触者,不应用于配置或输注。

依托泊苷(Etoposide)

(一)剂型、规格

胶囊:25mg;50mg。

(二)剂量和用法

1. 剂量和用法　口服:单用每日 60~100mg/m²,连用 10 日,每 3~4 周重复;联合化疗每日 50mg/m²,连用 3 或 5 天。用于晚期多线治疗后乳腺癌患者,每日 75~100mg,每日 1 次,连用 10 日,每 3 周重复。宜饭前服用。

2. 剂量调整

(1)肾损害:在肾损害患者中,若肌酐清除率为 15~50ml/min,则应减量 25%,以后的剂量应按患者的耐受程度以及临床效果适当调整。目前尚无当肌酐清除率低于 15ml/min 时的用药资料。

(2)肝损害:胆红素为 1.5~3.0mg/L 时,应调低剂量 50%;胆红素高于 3.0mg/L 应停止治疗。

(3)老年患者:老年或肾功能受损患者应考虑调整剂量,特别是并发一些高危因素的患者。

(三)不良反应

常见:消化道症状,骨髓抑制,肝、肾功能损害,过敏反应,皮肤可见脱毛、红斑及瘙痒。有时出现手足麻木,头疼,心电图异常,血压低,心律不齐。

(四)相互作用

1. 由于本品有明显骨髓抑制作用,与其他抗肿瘤药物联合应用时可能增加骨髓抑制。

2. 本品可抑制机体免疫防御机制,使疫苗接种不能激发人体抗体产生,化疗结束后 3 个月以内不宜接种病毒疫苗。

3. 本品与血浆蛋白结合率高,因此,与血浆蛋白结合率高的药物联用时,可影响本品的作用和排泄。

4. 本品与磷酸化酶抑制药物(如盐酸左旋咪唑)同用时应谨慎。与大剂量环孢素(血中药物浓度超过 2000ng/ml)同时服用时,依托泊苷总清除率可下降 38%。

5. 与华法林联合使用可使其 INR 值升高。

(五)用药注意事项

1. 依托泊苷软胶囊、依托泊苷胶囊应避光、密闭保存。注意保存条件,部分制剂需冰箱储存。

2. 给药注意事项　尽量降低皮肤与呼吸道暴露的风险。

3. 依托泊苷黑框警告　骨髓抑制相关的感染与出血有致死病例报告,用药过程中应注意监测。

甲氨蝶呤(Methotrexate)

(一)剂型、规格

1. 注射液:2ml:50mg;2ml:500mg;10ml:1000mg。

2. 注射用粉针剂:5mg;50mg;100mg;500mg;1000mg。

(二)剂量和用法

1. 剂量用法　$30\sim40mg/m^2$,静脉滴注。

2. 配制注意事项　可以用葡萄糖、林格液或生理盐水稀释(不同厂家说明书溶媒有差异,请仔细阅读),乳腺癌临床治疗采用静脉给药;最大浓度不应超过2mg/ml,50ml配制好的溶液给药时间应大于15分钟。

(三)不良反应

1. 常见不良反应　口腔黏膜溃疡通常是毒性反应的最早期症状;包括溃疡性口腔炎、白细胞减少、恶心、呕吐、腹泻和腹部不适;其他包括不适、疲劳、寒战发热、头痛、头晕、困倦、耳鸣、视物模糊、眼睛不适和对感染抵抗力下降。发生率和严重性与用药的剂量和频率有关。

2. 严重不良反应　①胃肠道溃疡与出血,肠穿孔;②肝细胞毒性导致的肝炎、肝纤维化和肝衰竭,但一般仅发生于长期用药后;③肺炎,包括急性或慢性间质性肺炎,有报道在低剂量用药时它们发作于治疗的任何时期;④感染,甲氨蝶呤有免疫抑制活性,可能导致严重的甚至致死性的感染。

（四）相互作用

1. 甲氨蝶呤与血清白蛋白部分结合，与水杨酸盐、磺胺类药、磺酰脲和苯妥英等血浆蛋白结合率高的药物合用，其毒性增加。降血脂化合物（如考来烯胺）与甲氨蝶呤合用时，其结合甲氨蝶呤能力大于血清蛋白。

2. 青霉素和磺胺类药物可能降低甲氨蝶呤的肾清除率。

3. 非甾体类抗炎药物不应在甲氨蝶呤给药之前或同时使用。

4. 如果大剂量甲氨蝶呤与有潜在肾毒性的化疗药物（如顺铂）联用，需要慎重。

5. 口服抗生素如四环素、氯霉素和不能吸收的广谱抗生素可能降低甲氨蝶呤肠道吸收或干扰肠肝循环，从而增加甲氨蝶呤浓度。

6. 甲氨蝶呤能增加巯嘌呤的血药浓度。

7. 接受24小时甲氨蝶呤输注之后行输血的患者出现毒性反应增强，这可能是由于血清-甲氨蝶呤浓度持续时间延长所致。

8. 甲氨蝶呤是一种免疫抑制剂，可以减少接种疫苗后的免疫应答。如果同时接种某种活疫苗，可能会引起严重的抗原反应。

9. 甲氨蝶呤可以降低茶碱的清除率；当与甲氨蝶呤同时给药时需要监测茶碱水平。

10. 甲氨蝶呤与阿糖胞苷、氟尿嘧啶及泼尼松龙存在配伍禁忌，应避免这些药物在给药过程中的混合使用。

（五）用药注意事项

1. 在治疗开始前评估肝功能，并且在治疗过程中定期监测。在肝功能受损的情况下要特别注意。必须避免同时使用其他有潜在肝毒性的药物(包括酒精)。

2. 有以下情况时禁用甲氨蝶呤:①有严重肝、肾功能不全的患者;②有明显的或实验室检查证实的免疫缺陷患者;③已知对甲氨蝶呤或任何辅料过敏的患者。

3. 存在骨髓发育不良、白细胞减少、血小板减少或贫血的恶性肿瘤患者,药物使用需谨慎。

4. 放射治疗与甲氨蝶呤治疗同时进行会增加软组织坏死和骨坏死的风险。

5. 第三间隙(如胸腔积液或腹水)存在,可导致甲氨蝶呤半衰期延长,从而引起不可预知的毒性,可在治疗前抽出体液或密切监测。

6. 如出现肺部症状(尤其是无痰性干咳、呼吸困难),可能需要中断治疗并且给予仔细检查,需排除感染(包括肺炎),特别是卡氏肺囊虫性肺炎。

7. 泄漏和处置　配制与给药过程谨防泄漏。如果发生泄漏,泄漏物也可用 5% 次氯酸钠处理。

8. 稳定性　输注液较稳定,在室温、见光或避光可以保存 24 小时以上。

(李国辉　杨　珺)

第三节　常用靶向治疗药物

曲妥珠单抗(Trastuzumab)

(一)剂型、规格
注射用粉针剂:440mg;150mg。

(二)剂量和用法
1. 剂量和用法　本品通过静脉输注给药,输注 90

分钟以上。应观察患者是否出现发热、寒战或其他输注相关症状。停止输注可控制这些症状，待症状消失后可继续输注。如果患者在首次输注时耐受性良好，则以后输注可改为 30 分钟。

（1）每周治疗方案：初始负荷剂量为 4mg/kg，维持剂量为每周 2mg/kg。

（2）3 周治疗方案：初始负荷剂量为 8mg/kg，维持剂量为每 3 周 6mg/kg。

（3）疗程：转移性乳腺癌患者使用曲妥珠单抗治疗至疾病进展；乳腺癌早期患者使用曲妥珠单抗作为辅助治疗持续时间为 1 年（52 周）或至疾病复发。

2. 配制注意事项　每瓶注射用曲妥珠单抗应用同时配备的溶媒稀释，配好的溶液可多次使用，曲妥珠单抗的浓度为 21mg/ml，pH 约 6.0。配制成的液体为无色至淡黄色透明液体。液体输注前应目测有无颗粒产生和变色点。配制好的液体应冷藏保存，超过 28 天应丢弃。

应避免使用配备的稀释液之外的溶媒，除非有禁忌证。配套的稀释液中含有苯甲醇，对苯甲醇过敏的患者，曲妥珠单抗必须使用无菌注射用水配制。

根据曲妥珠单抗初次负荷量 4mg/kg 或之后每 1 周 2mg/kg 维持量计算所需溶媒的体积：

所需溶媒的体积 = 体重（kg）× 剂量（4mg/kg 负荷量或 2mg/kg 维持量）/21（mg/ml，配制好液体的浓度）

根据曲妥珠单抗初次负荷量 8mg/kg 或之后的每 3 周 6mg/kg 计算所需溶媒的体积：

所需溶媒的体积 = 体重（kg）× 剂量（8mg/kg 负荷量或 6mg/kg 维持量）/21（mg/ml，配制好液体的浓度）

所需的溶媒量从小瓶中吸出后，加入 250ml 0.9% 氯化钠注射液中，不可使用 5% 葡萄糖液做溶媒，因其可使蛋白聚集。轻轻翻转混匀,防止气泡产生。可在2~8℃冰箱中保存24小时。本品不可与其他药混合或稀释。

3. 剂量调整

(1)输注反应:对发生轻至中度输注反应的患者应降低输注速率。对呼吸困难或临床明显低血压患者应中断输注。对发生严重和危及生命的输注反应患者,强烈建议永久停止曲妥珠单抗的输注。

(2)心脏毒性:曲妥珠单抗开始治疗前应进行左心室射血分数(LVEF)的检测,治疗期间也须经常密切监测LVEF。出现下列情况时,应停止曲妥珠单抗治疗至少4周,并每4周检测1次LVEF:

1)LVEF较治疗前绝对数值下降≥16%。

2)LVEF低于该检测中心正常范围并且LVEF较治疗前绝对数值下降≥10%。

3)4~8周内LVEF回升至正常范围或LVEF较治疗前绝对数值下降≤15%,可恢复使用曲妥珠单抗。

4)LVEF持续下降(>8周),或者3次以上因心脏毒性而停止曲妥珠单抗治疗,应永久停止使用曲妥珠单抗。

(3)减量:临床试验中未减量使用过曲妥珠单抗。在可逆的化疗导致的骨髓抑制过程中患者仍可继续使用本品,是否减少或持续使用化疗药剂量需特别指导,在此期间应密切监测患者是否出现中性粒细胞减少并发症。

(4)漏用:①如果患者漏用曲妥珠单抗未超过1周,应尽快对其给予常规维持剂量的曲妥珠单抗(每周1次的给药方案:2mg/kg;每3周一次的给药方案:6mg/kg),不需等待至下一治疗周期。此后应按照原给药方案给予维持剂量的曲妥珠单抗(每周1次的给药方案:2mg/

kg;每 3 周一次的给药方案:6mg/kg)。②如果患者漏用曲妥珠单抗已超过 1 周,应重新给予初始负荷剂量的曲妥珠单抗(每周 1 次的给药方案:4mg/kg;每 3 周一次的给药方案:8mg/kg),输注时间约为 90 分钟。此后应按照原给药方案给予维持剂量的曲妥珠单抗(每周 1 次的给药方案:2mg/kg;每 3 周一次的给药方案:6mg/kg)。

(三) 不良反应

曲妥珠单抗辅助治疗乳腺癌及用于转移性乳腺癌治疗中最常见的不良反应是:发热、恶心、呕吐、输注反应、腹泻、感染、咳嗽加重、头痛、乏力、呼吸困难、皮疹、中性粒细胞减少症、贫血和肌痛。

1. 需要中断或停止曲妥珠单抗治疗的不良反应

(1) 心肌病:曲妥珠单抗可引起左心室功能不全、心律失常、高血压、症状性心衰、心肌病和心源性死亡,也可引起症状性左心室射血分数(LVEF)降低。临床症状表现为呼吸困难、端坐呼吸、咳嗽增加、肺水肿、S3奔马律或射血分数减少。曲妥珠单抗与蒽环类抗生素联用时,发生率最高。出现心功能不全的大部分患者(79%)接受心力衰竭标准治疗后均有所改善。

(2) 输注反应:大多数情况下,症状发生在输注过程中或 24 小时内,对于呼吸困难或临床症状显著的患者,应当立即停止输注曲妥珠单抗,并对患者进行监控至症状完全消失。

(3) 肺毒性:可以导致严重、致死的肺毒性。肺毒性包括呼吸困难、肺炎、肺浸润、胸腔积液、非心源性肺水肿、肺功能不全和缺氧、急性呼吸窘迫综合征和肺纤维化。对于呼吸困难与发生间质性肺炎或急性呼吸窘迫综合征的患者应立即停止输注。

2. 其他常见不良反应

(1) 有 12% 患者会出现 WHO Ⅲ 或 Ⅳ 级肝毒性,该毒性与其中 60% 患者的肝脏疾病恶化有关。

（2）接受曲妥珠单抗单药治疗的转移性乳腺癌患者腹泻发生率为 27%，接受曲妥珠单抗联合紫杉醇治疗较仅接受紫杉醇治疗的转移性乳腺癌患者腹泻的发生率增加，主要是轻到中度。

（3）肾毒性的表现有：膜性肾小球肾炎、局灶性肾小球硬化、纤维样肾小球肾炎，肾病的并发症有容量负荷过重和充血性心力衰竭。

（4）感染的总体发生率高于单独化疗的患者，感染发生的最常见部位有：上呼吸道、皮肤和尿道，多见轻度感染。

（四）相互作用

在目前已有的数据中，未见有明确临床意义的药物相互作用的评价研究。临床试验中，曲妥珠单抗与紫杉醇、多西他赛、多柔比星、顺铂、卡培他滨、阿那曲唑联用未见有明显影响。

（五）用药注意事项

1. 稳定性　2~8℃避光保存和运输。本品用配套提供的稀释溶媒溶解后，在 2~8℃可稳定保存 28 天。配好的溶液中含抑菌剂，因此可多次使用。28 天后剩余的溶液应弃去。不得将配好的溶液冷冻。含 0.9% 氯化钠注射液的配好的曲妥珠单抗输注液，可在聚氯乙烯、聚乙烯或聚丙烯袋中 2~8℃条件下稳定保存 24 小时。30℃条件下，稀释后的本品最长可稳定保存 24 小时。但由于稀释后的曲妥珠单抗不含有效浓度的抑菌剂，配制和稀释后的溶液最好保存在 2~8℃冰箱内。为控制微生物污染，输注液应马上使用。

2. 安全性　①曲妥珠单抗和蒽环类抗生素不能同时合并使用；②给予首剂曲妥珠单抗之前，特别是先前使用过蒽环类药物的患者，均应进行基线心脏评估,包括病史、体格检查、心电图(ECG)以及通过超声心动图和(或)放射性心血管造影(MUGA)扫描,治疗期间每 3 个月重复评估一次,中止治疗后每 6 个月重复一次,直至停止曲妥珠单抗给药治疗后 24 个月;③接受含蒽环类抗生素化疗的患者建议进一步监测,并且应每年一次,直至停止曲妥珠单抗给药治疗后 5 年,或者在 LVEF 持续下降情况下监测时间更长。

3. 不推荐以下患者使用曲妥珠单抗治疗:充血性心力衰竭病史、高危未控制的心律失常、需要药物治疗的心绞痛、有临床意义的瓣膜疾病、心电图显示透壁心肌梗死、控制不佳的高血压。

4. 大部分有症状心脏不良事件均发生在治疗的前 18 个月内,临床试验中,心功能不全发生的高危因素有:老年(>50 岁)、LVEF 基线水平低和 LVEF 水平下降(<55%)、紫杉醇、曲妥珠单抗治疗前或治疗后 LVEF 水平低和既往用过或正在使用抗高血压药物治疗。

5. 输注相关反应(IRR)　输注反应的发作和临床过程变化很大,死亡病例发生在严重的输注反应后几小时甚至几天内。应观测患者 IRR 情况。中断静脉滴注有助于控制此类症状,症状减轻后可恢复滴注给药。镇痛药或解热镇痛药可治疗以上症状,如哌替啶或对乙酰氨基酚、或抗组胺药(如苯海拉明)。严重反应经吸氧、β 受体兴奋剂、皮质激素可成功治疗。所有发生呼吸困难或临床严重低血压的患者,曲妥珠单抗输注应该中断,同时给予药物治疗,包括肾上腺素、糖皮质激素、苯海拉明、支气管扩张剂和氧气。应该评估和谨慎地监测患者,直到症状和体征完全缓解。所有发生严重输注反应的患者应考虑永久停药。

6. 胚胎毒性　孕期妇女使用曲妥珠单抗会对胎儿造成伤害。

拉帕替尼（Lapatinib）

（一）剂型、规格

片剂：250mg。

（二）剂量和用法

1. 剂量和用法　推荐剂量为 1250mg，每日 1 次，第 1~21 天服用，与卡培他滨 2000mg/d（第 1~14 天服用，每 12 小时一次）联用。空腹服用。饭前 1 小时或饭后 2 小时后服用。如漏服 1 剂，第 2 天不需剂量加倍。

2. 调整剂量　当患者不良反应分级≥2 级时，考虑停止或中断拉帕替尼。当不良反应分级降低至 1 级及以下时，可重新使用。如果毒性再次出现，拉帕替尼与卡培他滨联用时应采用较低剂量，拉帕替尼：1000mg/d。

（三）不良反应

1. 常见不良反应　胃肠道反应，包括恶心、腹泻、口腔炎和消化不良等，皮肤干燥、皮疹，其他有背痛、呼吸困难及失眠等。拉帕替尼与卡培他滨联合使用时，最常见的不良反应（>20%）有腹泻、手足综合征、恶心、皮疹、呕吐和乏力。

2. 严重不良反应　左心室射血分数下降，间质性肺炎。当病患出现二级（New York Heart Association，NYHA class 2）以上的心脏左心室搏出分率（Left Ventricle Ejection Fraction，LVEF）下降时，必须停止使用，当 LVEF 恢复至正常值或病患无症状后两周，可以以较低剂量重新用药。

（四）相互作用

在体外，拉帕替尼在治疗浓度可抑制 CYP3A4 和 CYP2C8，并且主要由 CYP3A4 代谢，抑制此酶活性的药物能显著提高拉帕替尼的血药浓度。拉帕替尼是 P-

糖蛋白的转运底物,抑制糖蛋白的药物可能增加该药的血药浓度。拉帕替尼与 CYP3A4、CYP2C8 或 P- 糖蛋白(ACBC1)底物同时使用时,血药浓度可能增加,应避免同时使用。

(五)用药注意事项

1. 未开封的本品在有效期内贮藏于室温 25℃是稳定的;旅行时在 15~30℃条件下保存。

2. 中至重度肝损害的患者应酌减剂量。

贝伐珠单抗(Bevacizumab)

(一)剂型、规格

注射液:4ml:100mg;16ml:400mg。

(二)剂量和用法

1. 剂量和用法

(1)转移性乳腺癌,HER-2 阴性,联合一线化疗方案,28 天一周期,第 1 天和 15 天 10mg/kg 静脉输注;二线治疗联合其他化疗,每 3 周注射 15mg/kg 或每 2 周 10mg/kg 联合化疗。

(2)首次静脉输注时间需持续 90 分钟。如果第一次给药耐受性良好,则第二次给药的时间可以缩短到 60 分钟。如果患者对 60 分钟也具有良好的耐受性,则随后进行的所有给药都可以用 30 分钟的时间完成。

2. 配制注意事项

(1)用 0.9% 氯化钠注射液稀释至需要的给药容积,贝伐珠单抗溶液的终浓度应该保持在 1.4~16.5mg/ml。产品中不含有抑菌剂,剩余的药品都要丢弃掉,不能再次使用,给药前应该用肉眼检查有无颗粒物和变色。

(2)贝伐珠单抗与聚氯乙烯和聚烯烃袋之间的相容性未见研究报道。贝伐珠单抗不能用右旋糖酐注射液或葡萄糖注射液稀释给药。

3. 特殊患者及剂量调整说明 对贝伐珠单抗在儿童和青少年中应用的安全性和有效性尚不明确;在老年人中应用时不需要进行剂量调整;对贝伐珠单抗在肝、肾功能不全患者中应用的安全性和有效性还没有进行过研究;不推荐减少贝伐珠单抗的使用剂量。

(三) 不良反应

严重不良反应为胃肠道穿孔、出血、动脉血栓栓塞。联合化疗方案,常见血象异常、外周感觉神经病变、高血压、胃肠道反应、乏力、疲乏等。

1. 十分常见的不良反应(>10%)

(1) 高血压:发生率有所升高,各级高血压的发生率为 42.1%,3 级以上高血压的总发生率为 0.4%~17.9%,高血压危象为 1.0%。对于有高血压病史的患者,应对高血压给予充分的控制,在治疗过程中对血压进行监测。对于采用抗高血压治疗不能充分控制的明显高血压患者,或者发生了高血压危象或高血压脑病患者,应该永久性地停用贝伐珠单抗。

(2) 蛋白尿:蛋白尿的发生有剂量依赖性,为 0.7%~38%。4 级蛋白尿,应永久性地终止贝伐珠单抗治疗。具有高血压病史的患者发生蛋白尿的风险可能加大。蛋白尿的发生可能与贝伐珠单抗的剂量相关,建议在开始采用贝伐珠单抗治疗之前检测尿蛋白。在大多数临床试验中,当尿蛋白水平 ≥2g/24h 时,需要推迟贝伐珠单抗治疗,直到尿蛋白水平恢复到 <2g/24h,再开始治疗。

2. 常见不良反应(>1% 至 ≤10%)

(1) 充血性心力衰竭:大部分发生充血性心力衰竭(CHF)的患者在此之前接受过蒽环类药物的治疗,或者之前左胸壁接受过放射治疗,或者具有其他发生

CHF 的危险因素。在患有临床明显心血管疾病或先前曾经患有充血性心力衰竭的患者中,采用贝伐珠单抗治疗时应该慎重。

（2）出血与血栓栓塞:包括咯血、胃肠道出血、中枢神经系统(CNS)出血、鼻出血以及阴道出血的概率会比单独化疗增多 2~5 倍,多见于有肺部或脑部病灶患者。出现严重出血或者近期曾有频繁咯血的患者不建议使用贝伐珠单抗治疗。治疗中出现 3 级或 4 级出血的患者应永久停用贝伐珠单抗。血栓栓塞事件的发生率会有所升高,包括动脉血栓栓塞和静脉血栓栓塞,发生率分别为 3.8% 和 2.8%~17.3%。对于有血栓高危因素的患者,在采用贝伐珠单抗对此类患者进行治疗时,应该慎重;如果患者发生了威胁生命(4 级)的静脉栓塞事件,应该停用贝伐珠单抗,对于静脉栓塞事件≤3 级的患者需要密切监测。

（3）伤口愈合并发症:使用贝伐珠单抗可能出现伤口愈合及手术并发症(包括严重及致命的)的概率会增加。出现伤口愈合并发症的患者应暂停贝伐珠单抗直至伤口痊愈。预计进行择期手术时应暂停贝伐珠单抗治疗。手术前至少停药 28 天。手术后至少 28 天及伤口完全恢复之前不能使用贝伐珠单抗。

3. 其他十分常见 / 常见不良反应　食欲减退、腹泻、便秘、恶心、呕吐、腹痛、便血、口腔炎等消化道毒性,发热、乏力、疼痛、黏膜炎症、剥脱性皮炎、干皮病、皮肤脱色、关节炎、流泪增多等眼部不适。与化疗方案合用,某些毒性反应发生率可能升高,如血液系统;外周感觉神经异常,如味觉异常、构音困难等;输液反应 /超敏反应,全身性预防给药不能防止此类反应发生。

（四）相互作用

贝伐珠单抗与苹果酸舒尼替尼联合使用有微血管

溶血性贫血(MAHA)的报道;此外,还观察到血压升高(包括高血压危象)、肌酐升高和神经病学症状。所有这些发现随着贝伐珠单抗和舒尼替尼的停用而恢复,均为可逆性的。

(五)用药注意事项

1. 出现以下情况,停止使用贝伐珠单抗:①胃肠道穿孔,涉及内脏瘘形成;②需要干预治疗的伤口裂开以及伤口愈合并发症;③严重出血;④严重动脉血栓事件;⑤高血压危象或高血压脑病;⑥可逆性后部白质脑病综合征(RPLS);⑦肾病综合征。

2. 如果出现以下状况,需暂停使用贝伐珠单抗:①择期手术前4周;②药物控制不良的严重高血压;③中度到重度的蛋白尿需要进一步评估;④严重输液反应。

3. 未使用/过期药品处置　尽量避免药品在环境中的释放。药品不应经废水处置,应避免经家用垃圾方式处置。应按医疗垃圾处置。

依维莫司(Everolimus)

(一)剂型、规格

片剂:2.5mg、5mg、10mg。

(二)剂量和用法

1. 剂量和用法

(1)晚期乳腺癌,激素受体阳性、HER-2阴性或阿那曲唑、来曲唑治疗失败后联合治疗,推荐剂量10mg,每日1次。在每天同一时间服用,空腹或餐后服用均可。

(2)给药方法:用一杯水整片送服本品片剂,不应咀嚼或压碎。对于无法吞咽片剂的患者,用药前将本片剂放入一杯水中(约30ml)轻轻搅拌至完全溶解(约需要7分钟)后立即服用。用相同容量的水清洗水杯并将清洗液全部服用,以确保服用了完整剂量。

2. 剂量调整　出现严重和(或)不可耐受的不良反应时,需要暂时减少给药剂量和(或)中断本品治疗。如需要减少剂量,推荐剂量大约为之前给药剂量的一半。如果剂量减至最低可用片剂规格以下时,应考虑每隔一日给药一次。如果具备检测条件,可考虑进行依维莫司全血谷浓度监测。调整剂量以使谷浓度达到 5~15ng/ml。如果谷浓度 <5ng/ml 或 >15ng/ml 时,按 2.5mg 的幅度增加或降低日剂量。如果接受最低可用规格剂量的患者需要下调剂量,则应每隔一日给药一次。

(1)对于发生 4 级不良反应的患者应停止该药的治疗;2~3 级不良反应应暂时停用该药,直至恢复至 1 级时,再次减量使用;对于 1 级不良反应对症治疗,无需调整剂量。

(2)肝功能异常者:轻度肝功能受损(Child-Pugh A 级):推荐剂量为 7.5mg/d;中度肝功能受损(Child-Pugh B 级):推荐剂量是 5mg/d;如果不能很好地耐受,可将剂量降至下一梯度。

(三)不良反应

1. 常见不良反应:(发生率≥30%)为口腔炎、感染、虚弱、乏力、咳嗽和腹泻;3-4 级不良反应(发生率≥3%)为感染、呼吸困难、乏力、口腔炎、脱水、肺炎、腹痛和虚弱;最常见的实验室检查异常(发生率多≥50%)为贫血、高胆固醇血症、高甘油三酯血症、高血糖、淋巴细胞减少和肌酐升高;常见的 3-4 级实验室检查异常(发生率≥3%)为淋巴细胞减少、高血糖、贫血、低磷血症和高胆固醇血症。

2. 严重不良反应

(1)非感染性肺炎:19% 的患者报告非感染性肺

炎,3级以上发生率为4.0%,对于4级病例,应停止使用本品治疗,可考虑使用糖皮质激素直至临床症状缓解。

（2）感染:依维莫司具有免疫抑制性,因此患者易于感染细菌、真菌、病毒或原虫,包括条件致病菌导致的感染,少数为重度或致命性感染;在开始本品治疗前应彻底治疗已经存在的感染,如果诊断为感染,应迅速开始相应的治疗并考虑中断或停止本品的治疗。

（3）口腔溃疡:发生率44%~86%。4%~9%的患者报告了3级或4级口腔炎。对于此类病例,建议使用局部治疗,但含酒精、过氧化物、碘或百里香的漱口液会加重病情,应避免使用。除非诊断为真菌感染,否则不应使用抗真菌药。

（4）肾功能损伤:在本品治疗的患者中观察到肾衰竭病例(包括急性肾衰竭),有些可导致死亡,应监测肾功能。

（四）相互作用

依维莫司是CYP3A4底物,也是多种药物外排泵PgP的底物和中效抑制剂。在体外,依维莫司是CYP3A4的竞争性抑制剂和CYP2D6的混合抑制剂,与这些药物合用时需调整剂量。

1. CYP3A4和(或)P-糖蛋白(PgP)抑制剂合用

（1）避免应用CYP3A4强效抑制剂(如伊曲康唑、克拉霉素、阿扎那韦、萘法唑酮、沙奎那韦、泰利霉素、利托那韦、茚地那韦、奈非那韦、伏立康唑)。

（2）当与CYP3A4和(或)PgP中效抑制剂(如氨普那韦、呋山那韦、阿瑞匹坦、红霉素、氟康唑、维拉帕米、地尔硫䓬)合并用药时,可将本品剂量降至2.5mg/d,可以根据患者的耐受性考虑将本品剂量从2.5mg增至5mg。如果停用中效抑制剂,在本品剂量增加前应该允许有 2~3 天的洗脱期,再将剂量恢复。

2. CYP3A4 强效诱导剂 避免合用强效 CYP3A4 诱导剂(如苯妥英、卡马西平、利福平、利福布丁、利福喷丁和苯巴比妥)。如患者需要合并使用强效 CYP3A4 诱导剂,应考虑将本品以 5mg 剂量递增,从 10mg 每日 1 次增至 20mg 每日 1 次。尚没有在使用强效 CYP3A4 诱导剂患者中调整给药剂量的临床数据。如果停止服用强效诱导剂,本品剂量应恢复至服用强效 CYP3A4 诱导剂之前的剂量。

3. 同时口服咪达唑仑(敏感的 CYP3A4 底物)和依维莫司导致咪达唑仑 C_{max} 上升 25%,咪达唑仑 AUC_{0-inf} 上升 30%。依维莫司与长效奥曲肽合用时,奥曲肽 C_{min} 上升约 50%。

（五）用药注意事项

1. 对于临床药物不良反应的高危患者,可考虑进行依维莫司全血谷浓度监测。

2. 对本品有效成分、其他雷帕霉素衍生物或本品中任一辅料过敏者禁用。在使用依维莫司和其他雷帕霉素衍生物患者中已观察到过敏反应。

3. 用药期间应监测的实验室指标包括肾功能(血肌酐、尿素氮与蛋白尿)、血糖、血脂与血常规。

4. 在本品治疗期间应避免接种活疫苗,避免与接种过活疫苗的人密切接触。

（李国辉）

第三章 乳腺癌辅助治疗原则及规范

第一节 辅 助 化 疗

一、乳腺癌术后辅助全身治疗的选择

乳腺癌术后辅助全身治疗的选择应基于复发风险个体化评估、肿瘤病理学分子分型及对不同治疗方案的反应性。乳腺癌术后复发风险的分组见表 3-1。该表可用于全面评估患者手术以后复发风险的高低,是制定全身辅助治疗策略的重要依据。乳腺癌病理学分子分型的判定见表 3-2。乳腺癌术后辅助全身治疗策略的选择见表 3-3,医生根据治疗的反应性并同时参考患者的术后复发风险选择相应治疗。

二、乳腺癌术后辅助化疗的适应证

具有以下高危因素的乳腺癌患者考虑接受辅助化疗:浸润性肿瘤 >2cm;淋巴结阳性;激素受体阴性;HER-2 阳性(对 T1a 以下患者,目前无明确证据推荐使用辅助化疗);组织学分级为 3 级等。但上述单个指标并非化疗的强适应证,患者术后是否接受辅助化疗应当按照复发风险的高低(表 3-1)、分子分型(表 3-2)以及针对不同分子分型的推荐治疗(表 3-3)进行综合判断。同时,辅助化疗方案的制订除了考虑肿瘤的临

76

表 3-1　乳腺癌术后复发风险的分组

危险度	判别要点	
	转移淋巴结	其他
低度	阴性	同时具备以下 6 条：标本中病灶大小（pT）≤2cm；分级 1 级 [a]；瘤周脉管未见肿瘤侵犯 [b]；ER 和（或）PR 表达；HER-2/neu 基因没有过度表达或扩增 [c]；年龄≥35 岁
中度	阴性	以下 6 条至少具备 1 条：标本中病灶大小（pT）>2cm；分级 2~3 级；有瘤周脉管肿瘤侵犯；ER 和 PR 缺失；HER-2 基因过度表达或扩增；或年龄<35 岁
	1~3 枚阳性	未见 HER-2 基因过度表达和扩增且 ER 和（或）PR 表达
高度	1~3 枚阳性	HER-2 基因过度表达或扩增或 ER 和 PR 缺失
	≥4 枚阳性	

注：[a] 组织学分级／核分级；[b] 瘤周脉管侵犯存在争议，它只影响腋淋巴结阴性患者的危险度分级，但并不影响淋巴结阳性者的分级；[c] HER-2 的测定必须是经由严格质量把关的免疫组化（IHC）或 FISH 法、CISH 法

表 3-2 乳腺癌分子分型的标志物检测和判定

分子分型	标志物	备注
Luminal A 型	Luminal A 样： ER/PR 阳性且 PR 高表达 HER-2 阴性 Ki-67 低表达	ER，PR，Ki-67 表达的判定值建议采用报告阳性细胞的百分比。Ki-67 高低表达的判定值在不同病理实验室可能不同，可统一采用 14% 作为判断 Ki-67 高低的界值。同时，以 20% 作为 PR 表达高低的判定界值*，可进一步区分 Luminal-A 样和 Luminal-B 样（HER-2 阴性）
Luminal B 型	Luminal B 样（HER-2 阴性）： ER/PR 阳性 HER-2 阴性 且 Ki-67 高表达或 PR 低表达 Luminal B 样（HER-2 阳性）： ER/PR 阳性 HER-2 阴性（蛋白过表达或基因扩*增） 任何状态的 Ki-67	上述不满足 "Luminal A 样" 条件的 Luminal 样肿瘤均可作为 "Luminal B 样" 亚型

续表

分子分型	标志物	备注
HER-2 阳性型	HER-2 阳性： HER-2 阳性(蛋白过表达或基因扩增) ER 阴性和 PR 阴性	
Basal-like 型	三阴性(非特殊型浸润性导管癌)： ER 阴性 PR 阴性 HER-2 阴性	三阴性乳腺癌和 Basal-like 型乳腺癌之间的吻合度约 80%。但是三阴性乳腺癌也包含一些特殊类型乳腺癌如髓样癌(典型性)和腺样囊性癌,这类癌的复发转移风险较低

注：* 以 20% 作为 PR 表达高低的判定界值,目前仅有 1 篇回顾性文献支持(参考文献：J Clin Oncol,2013,31:203-209)

表 3-3　不同分子分型的推荐治疗

亚型	治疗策略	备注
Luminal A 样	大多数患者仅需内分泌治疗	一些高危患者需加用化疗
Luminal B 样（HER-2 阴性）	全部患者均需内分泌治疗，大多数患者要加用化疗	是否加用化疗需要综合考虑激素受体表达高低、复发转移风险，以及患者状态等
Luminal B 样（HER-2 阳性）	化疗 + 抗 HER-2 治疗 + 内分泌治疗	本亚型患者常规予以化疗
HER-2 阳性（非 luminal）	化疗 + 抗 HER-2 治疗	抗 HER-2 治疗对象：pT1b 及更大肿瘤，或淋巴结阳性
三阴性（导管癌）	化疗	
特殊类型*		
A. 内分泌反应型	内分泌治疗	
B. 内分泌无反应型	化疗	髓样癌（典型性）和腺样囊性癌可能不需要化疗（若淋巴结阴性）

注：* 特殊类型：内分泌反应型（筛状癌、小管癌和黏液腺癌）；内分泌无反应型（顶浆分泌、髓样癌、腺样囊性癌和化生性癌）

床病理学特征以外,还应综合考虑患者身体因素和患者的意愿,以及化疗可能的获益和由此带来的不良反应等。免疫组化检测应该常规包括 ER、PR、HER-2 和 Ki-67。

三、乳腺癌辅助化疗的禁忌证

1. 妊娠早、中期患者,应慎重选择化疗。
2. 年老体弱且伴有严重内脏器质性病变患者。

四、治疗前准备

1. 首次化疗前应充分评估患者的脏器功能,检测方法包括血常规、肝肾功能、心电图等。以后每次化疗前应常规检测血常规和肝、肾功能;使用心脏毒性药物前应常规做心电图和(或)左心室射血分数(left ventricular ejection fraction,LVEF)测定;其他检查应根据患者的具体情况和所使用的化疗方案等决定。

2. 育龄期妇女应妊娠试验阴性并嘱避孕。

3. 签署化疗知情同意书。

五、辅助化疗方案与注意事项

1. 选择联合化疗方案,常用的有:①以蒽环类为主的方案,如 CAF、A(E)C、FEC 方案(C:环磷酰胺,A:多柔比星,E:表柔比星,F:氟尿嘧啶)。虽然吡柔比星(THP)在欧美少有大组的循证医学资料,但在我国日常临床实践中,用吡柔比星代替多柔比星也是可行的。②蒽环类与紫杉类联合方案,例如 TAC(T:多西他赛)。③蒽环类与紫杉类序贯方案,例如 AC→T/P(P:紫杉醇)或 FEC→T。④不含蒽环类的联合化疗方案,适用于老年、低风险、蒽环类禁忌或不能耐受的患者,常用的有 TC 方案及 CMF 方案(C:环磷酰胺,M:甲氨蝶呤,F:氟尿嘧啶)。

2. 若无特殊情况,一般不建议减少化疗的周期数。

3. 在门诊病历和住院病史中应当记录患者当时的身高、体重及体表面积,并给出药物的每平方米体表面积的剂量强度。一般推荐首次给药剂量应按推荐剂量使用,若有特殊情况需调整时不得低于推荐剂量的85%,后续给药剂量应根据患者的具体情况和初始治疗后的不良反应,可以 1 次下调 20%~25%。每个辅助化疗方案一般仅允许剂量下调 2 次。

4. 辅助化疗一般不与内分泌治疗或放疗同时进行,化疗结束后再开始内分泌治疗,放疗与内分泌治疗可先后或同时进行。

5. 化疗时应注意化疗药物的给药顺序、输注时间和剂量强度,严格按照药品说明和配伍禁忌使用。

6. 激素受体阴性的绝经前患者,在辅助化疗期间可考虑使用卵巢功能抑制药物保护患者的卵巢功能。推荐化疗前 1~2 周给药,化疗结束后 2 周给予最后一剂药物。

7. 蒽环类药物有心脏毒性,使用时须评估 LVEF,一般每 3 个月 1 次。如果患者使用蒽环类药物期间发生有临床症状的心脏毒性,或无症状但 LVEF<45% 亦或较基线下降幅度超过 15%,可考虑检测肌钙蛋白(cTnT),必要时应先停药并充分评估患者的心脏功能,后续治疗应慎重。

8. 蒽环类药物具有累积性心脏毒性,使用中需要关注各类蒽环类药物之间基于相同心脏毒性的剂量换算和叠加,一般均换算为多柔比星,心脏毒性相同情况下,表柔比星与多柔比星的剂量换算比值为 1.8∶1,吡柔比星一般参照多柔比星相同的剂量换算。

9. 一般根据术后复发风险,选择不同的辅助化疗方案。高危患者,倾向于选择含蒽环类和紫杉类的方案,例如:AC-T、FEC-T、TAC、密集化疗 AC-P(第 14 天)等;中危患者,倾向于单含蒽环类或单含紫杉类的方案,例如:CAF、CEF、TC 等;Luminal A 样或者部分 Luminal B 样的低危患者,可以不做辅助化疗,直接予以内分泌治疗;需要化疗的低危患者,也往往选择 4~6 周期的单含蒽环类或非蒽环类方案,例如:AC、EC、CMF 等。

10. 三阴性乳腺癌的优选化疗方案是含紫杉类和蒽环类的剂量密度方案。大多数 Lumina1 B(HER-2 阴性)乳腺癌患者需要接受术后辅助化疗,方案应包含蒽环类和(或)紫杉类药物。

六、常用辅助化疗方案

含曲妥珠单抗的方案参见本章第三节　辅助抗 HER-2 靶向治疗。

TAC 方案:

多西他赛 75mg/m^2 iv 第 1 天

多柔比星 50mg/m^2 iv 第 1 天

环磷酰胺 500mg/m^2 iv 第 1 天

21 天为 1 个周期,共 6 个周期

(所有周期均用 G-CSF 支持)

剂量密集 AC→P 方案:

多柔比星 60mg/m^2 iv 第 1 天

环磷酰胺 600mg/m^2 iv 第 1 天

14 天为 1 个周期,共 4 个周期

序贯以紫杉醇 175mg/m^2 iv 3 小时第 1 天

14 天为 1 个周期,共 4 个周期

(所有周期均用 G-CSF 支持)

AC→P/T 方案：

多柔比星 60mg/m^2 iv 第 1 天

环磷酰胺 600mg/m^{2}iv 第 1 天

21 天为 1 个周期,共 4 个周期

序贯以紫杉醇 80mg/m^2 iv 第 1 天,每周 1 次,共 12 周

或紫杉醇 175mg/m^2 iv 第 1 天,每 2 周 1 次,共 12 周

或多西他赛 100mg/m^2 iv 第 1 天,每 3 周 1 次,共 12 周

TC 方案：

多西他赛 75mg/m^2 iv 第 1 天

环磷酰胺 600mg/m^2 iv 第 1 天

21 天为 1 个周期,共 4 个周期

AC 方案：

多柔比星 60mg/m^2 iv 第 1 天

环磷酰胺 600mg/m^2 iv 第 1 天

21 天为 1 个周期,共 4 个周期

FAC 方案：

氟尿嘧啶 500mg/m^2 iv 第 1、8 天

多柔比星 50mg/m^2 iv 第 1 天

环磷酰胺 500mg/m^2 iv 第 1 天

21 天为 1 个周期,共 6 个周期

CMF 方案：

环磷酰胺 100mg/m^{2}po 第 1~14 天

甲氨蝶呤 40mg/m^{2}iv 第 1、8 天

氟尿嘧啶 600mg/m^2 iv 第 1、8 天

28 天为 1 个周期,共 6 个周期

EC 方案:

表柔比星 90~100mg/m^2 iv 第 1 天

环磷酰胺 600~830mg/m^{2}iv 第 1 天

21 天为 1 个周期,共 8 个周期

剂量密集 A→T→C 方案:

多柔比星 60mg/m^2 iv 第 1 天

14 天为 1 个周期,共 4 个周期

序贯以紫杉醇 175mg/m^2 iv 3 小时第 1 天

14 天为 1 个周期,共 4 个周期

序贯以环磷酰胺 600mg/m^2 iv 第 1 天

14 天为 1 个周期,共 4 个周期

(所有周期均用 G-CSF 支持)

FEC→T 方案:

氟尿嘧啶 500mg/m^2 iv 第 1 天

表柔比星 100mg/m^2 iv 第 1 天

环磷酰胺 500mg/m^2 iv 第 1 天

21 天为 1 个周期,共 3 个周期

序贯以多西他赛 100mg/m^2 iv 第 1 天

21 天为 1 个周期,共 3 个周期

FEC→P 方案:

氟尿嘧啶 600mg/m^2 iv 第 1 天

表柔比星 90mg/m^2 iv 第 1 天

环磷酰胺 600mg/m^2 iv 第 1 天

21 天为 1 个周期,共 4 个周期

序贯以紫杉醇 100mg/m² iv 第 1 天
每周 1 次,共 8 周

(马 飞)

参考文献

[1] Citron ML,Berry DA,Cirrincione C,et al. Randomized trial of dose-dense versus conventionally scheduled and sequential versus concurrent combination chemotherapy as postoperative adjuvant treatment of node-positive primary breast cancer:First report of intergroup trial C9741/cancer and leukemia group B trial 9741. J Clin Oncol,2003,21(8):1431-1439.

[2] Jones S,Holmes F,O'Shaughnessey J,et al. Docetaxel with cyclophosphamide is associated with an overall survival benefit compared with doxorubicin and cyclophosphamide:7-year follow-up of US Oncology Research trial 9735. J Clin Oncol, 2009,27(8):1177-1183.

[3] Fisher B,Brown AM,Dimitrov NV,et al. Two months of doxorubicin-cyclophosphamide with and without interval reinduction therapy compared with 6 months of cyclophosphamide, methotrexate,and fluorouracil in positive-node breast cancer patients with tamoxifen-nonresponsive tumors:results from the National Surgical Adjuvant Breast and Bowel Project B-15. J Clin Oncol,1990,8(9):1483-1496.

[4] Martin M,Pienkowski T,Mackey J,et al. Adjuvant docetaxel for node-positive breast cancer. N Engl J Med,2005,352(22): 2302-2313.

[5] Goldhirsch A,Colleoni M,Coates AS,et al. Adding adjuvant CMF chemotherapy to either radiotherapy or tamoxifen:are all

CMFs alike? The International Breast Cancer Study Group (IBCSG). Ann Oncol,1998,9(5):489-493.

[6] von Minckwitz G,Raab G,Caputo A,et al. Doxorubicin with cyclophosphamide followed by docetaxel every 21 days compared with doxorubicin and docetaxel every 14 days as preoperative treatment in operable breast cancer:the GEPARDUO study of the German Breast Group. J Clin Oncol, 2005,23(12):2676-2685.

[7] Sparano JA,Wang M,Martino S,et al. Weekly paclitaxel in the adjuvant treatment of breast cancer. N Engl J Med,2008,358: 1663-1671.

[8] Piccart MJ,Di Leo A,Beauduin M,et al. Phase III trial comparing two dose levels of epirubicin combined with cyclophosphamide with cyclophosphamide,methotrexate,and fluorouracil in node-positive breast cancer. J Clin Oncol,2001,19(12):3103-3110.

[9] Roché H,Fumoleau P,Spielmann M,et al. Sequential adjuvant epirubicin-based and docetaxel chemotherapy for node-positive breast cancer patients:The FNCLCC PACS 01 trial. J Clin Oncol,2006,24(36):5664-5671.

[10] Martin M,Rodriguez-Lescure A,Ruiz A,et al. Randomized phase 3 trial of fluorouracil,epirubicin,and cyclophosphamide alone or followed by paclitaxel for early breast cancer. J Natl Cancer Inst,2008,100(11):805-814.

第二节　辅助内分泌治疗

一、乳腺癌术后辅助内分泌治疗的选择

乳腺癌的术后治疗取决于不同个体的分子亚型，而其中激素受体阳性的患者占总数的 60% 以上，所以

乳腺癌患者术后辅助内分泌治疗的选择直接关系到这类患者的预后。虽然传统的 5 年他莫昔芬(tamoxifen,TAM)治疗作为标准的治疗方式几乎深入人心,但是近 20 年来,芳香化酶抑制剂以及其他新型内分泌治疗药物的大量出现和多项大型临床研究结果让传统治疗方式受到了极大的挑战。因此,如何为中国患者选择合理的治疗方案以及适宜的治疗时间成为一个重要的问题。

乳腺癌术后内分泌治疗总体上分为两大类:非药物治疗和药物治疗。非药物治疗又可以分为手术治疗和放射治疗。手术治疗包括切除双侧卵巢、肾上腺和垂体等几种方式。放射去势主要针对双侧卵巢,其优势在于可以使患者避免手术。但是手术去势和放射去势并发症相对较多,对患者心理创伤较大及具不可逆性,因此,近年来越来越多的患者采用药物抑制卵巢功能。药物治疗主要可以分为以下 3 类:①选择性雌激素受体调节剂(selective estrogen receptor modulators,SERMs);②芳香化酶抑制剂(aromatase inhibitor,AI);③促性腺激素释放激素类似物(gonadotropin-releasing hormone agonist,GnRH-A)。

二、乳腺癌术后辅助内分泌治疗的适应证

总体而言,激素受体阳性的浸润性乳腺癌和部分原位癌患者需要考虑接受辅助内分泌治疗。因为内分泌治疗有较好的疗效及耐受性,激素受体阳性的浸润性乳腺癌患者均可考虑使用内分泌治疗。

原位癌患者如出现以下情况可考虑行 5 年内分泌治疗:①保乳手术后需要放疗患者,特别是其中激素受体阳性的导管原位癌;②仅行局部切除导管原位癌患者;③行乳腺全切患者,用于预防对侧乳腺癌发生。需

要注意的是,对于激素受体阴性的原位癌患者,内分泌治疗疗效尚不肯定。

三、乳腺癌辅助内分泌治疗的禁忌证

1. 使用内分泌治疗药物有禁忌的患者;有深部静脉血栓或肺栓塞史者慎用他莫昔芬。

2. 严重肝、肾功能损伤者慎用。

3. 孕妇及既往应用内分泌治疗药物过敏者。

四、辅助内分泌治疗方案与注意事项

1. 对于绝经的判断　对于以下几种情况可判定为绝经:①已行双侧卵巢切除术;②停经 12 个月以上,能够除外化疗、内分泌治疗、卵巢抑制等治疗影响,并且卵泡刺激素和雌激素水平在绝经范围以内者;③使用他莫昔芬或托瑞米芬,停经 12 个月以上且卵泡刺激素和雌激素水平在绝经范围以内者。

2. 若患者诊断乳腺癌时未绝经,则可有以下选择:①他莫昔芬治疗 5 年,可加或不加卵巢抑制治疗;若在治疗满 5 年后患者仍未绝经,可以根据情况增加至 10 年。若在治疗过程中患者已绝经,可继续他莫昔芬治疗满 5 年,亦可更换为芳香化酶抑制剂治疗满 5 年。总治疗周期可根据患者病情需要,从 5 年延长至 10 年。②芳香化酶抑制剂加卵巢切除或卵巢抑制治疗 5 年。

3. 若患者诊断乳腺癌时已绝经,则可有以下选择:①芳香化酶抑制剂 5 年;②芳香化酶抑制剂序贯他莫昔芬或者他莫昔芬序贯芳香化酶抑制剂满 5 年;③他莫昔芬 5 年。总治疗周期可根据患者病情需要,从 5 年延长至 10 年。

五、辅助内分泌治疗药物

1. 选择性雌激素受体调节剂（SERMs） 他莫昔芬10mg，一日2次或20mg，一日1次（托瑞米芬特殊情况下使用）。

2. 芳香化酶抑制剂（AI） ①非甾体芳香酶抑制剂：来曲唑2.5mg，一日1次；阿那曲唑1mg，一日1次。②甾体类芳香酶抑制剂：依西美坦25mg，一日1次。

3. 促性腺激素释放激素类似物（gonadotropin-releasing hormone agonist，GnRH-A） 戈舍瑞林：缓释植入剂3.6mg，每4周一次；亮丙瑞林：3.75mg，每4周一次。

六、辅助内分泌治疗中的其他问题

1. 哪些患者需要在内分泌治疗中加用卵巢抑制剂 根据SOFT和TEXT临床试验结果，对于高复发风险的激素受体阳性的未绝经患者（如：年轻乳腺癌患者，高组织学分级及淋巴结受累者），可考虑在辅助内分泌治疗中应用卵巢抑制剂。

2. 如何选择内分泌治疗的周期 延长内分泌治疗需要根据患者的具体情况个体化处理，需要结合肿瘤复发的高危因素和患者的意愿综合决策。激素受体阳性的患者可能存在术后2~3年及7~8年两大复发高峰，是否延长内分泌治疗时间成为临床工作中一个较难选择的问题。对于绝经前激素受体阳性的早期乳腺癌患者，经过他莫昔芬5年标准治疗以后，对于其中存在高危风险患者，如果患者仍未绝经，可以考虑继续他莫昔芬治疗5年。如果患者在治疗过程中绝经，可考虑延长芳香化酶抑制剂治疗，直至完成10年的内分泌治疗。对于绝经后激素受体阳性的早期乳腺癌患者，5年芳香化酶抑制剂治疗仍是标准治疗方案。是否将芳香化酶抑制剂延长至 10 年需要更为慎重。

3. 内分泌治疗中常见不良反应的监测和管理　①他莫昔芬治疗过程中的常见不良反应包括:胃肠道反应,食欲减退、恶心、呕吐、腹泻;继发性抗雌激素作用,如面部潮红、月经失调、闭经、阴道出血等;神经精神症状、头痛、眩晕、抑郁等;视力障碍;骨髓抑制;其他如皮疹、脱发、体重增加、肝功能异常等。在应用他莫昔芬过程中,需要对子宫内膜进行超声监测。②芳香化酶抑制剂治疗过程中的常见不良反应:以恶心、头痛、骨痛、潮热和体重增加为主要表现,其他少见的不良反应还有便秘、腹泻、瘙痒、皮疹、关节痛、胸痛、腹痛、疲倦、失眠、头晕、水肿、高血压、心律不齐、血栓形成、呼吸困难、阴道流血等。对于应用芳香化酶抑制剂的患者建议监测骨密度和补充钙剂及维生素 D。对于严重骨质疏松患者,可进行正规抗骨质疏松治疗。对于在内分泌治疗中严重的不良反应,需要考虑停药或者更换治疗方案。

4. 托瑞米芬应用　托瑞米芬同为选择性雌激素受体调节剂,尽管其药物适应证范围仅为治疗绝经后妇女雌激素受体阳性的乳腺癌患者,但药物机制与他莫昔芬类似,在特殊情况下如药物可及性问题或他莫昔芬不耐受时,也可以考虑替代他莫昔芬使用。用法:60mg,一日一次。

5. 内分泌治疗依从性　随着近期一些大型临床试验结果的公布,部分患者内分泌治疗时间需要从 5 年延长至 10 年,患者治疗依从性问题愈发明显。可从以下几方面提高乳腺癌患者内分泌治疗的依从性:①增强对患者不良反应的专业指导和处理;②加大力度给予患者信息支持,提高患者对疾病风险和辅助内分泌治疗获益的认识和理解,提高患者服药的信心;③医师应主动询问患者存在的顾虑,进行心理疏导。

6. 间断后恢复用药 由于辅助内分泌治疗时限长,患者可能由于各种原因造成中断服药,应尽快恢复用药和维持足够的疗程。

(孙 强 彭 理)

参考文献

[1] Fisher B,Costandino JP,Wickerham DL,et al. Tamoxifen for the prevention of breast cancer:current status of the National Surgical Adjuvant Breast and Bowel Project P-1 study. J Natl Cancer Inst,2005,97(22):1652-1662.

[2] Margolese RG,Cecchini RS,Julian TB,et al. Anastrozole versus tamoxifen in postmenopausal women with ductal carcinoma in situ undergoing lumpectomy plus radiotherapy(NSABP B-35):a randomised,double-blind,phase 3 clinical trial. Lancet,2016, 387(10021):849-856.

[3] Davies C,Pan H,Godwin J,et al. Long-term effects of continuing adjuvant tamoxifen to 10 years versus stopping at 5 years after diagnosis of oestrogen receptor-positive breast cancer:ATLAS,a randomised trial. Lancet,2013,381(9869):805-816.

[4] Ferguson MJ,Dewar JA. Tamoxifen beyond 5 years patients' decisions regarding entry to the aTTom trial. Eur J Cancer, 2002,38(14):1857-1859.

[5] Olivia P,Meredith MR,Barbara AW,et al. Adjuvant exemestane with ovarian suppression in premenopausal breast cancer. NEJM,2014,371(2):107-118.

[6] Francis PA,Regan MM,Fleming GF,et al. Adjuvant ovarian suppression in premenopausal breast cancer. NEJM,2014,372 (17):1672-1673.

[7] Jack C,Ivana S,Michael B,et al. Effect of anastrozole and tamoxifen as adjuvant treatment for early-stage breast cancer：10-year analysis of the ATAC trial. Lancet Oncol,2010,11（12）：1135-1141.

[8] Meredith MR,Patrick N,Anita GH,et al. Assessment of letrozole and tamoxifen alone and in sequence for postmenopausal women with steroid hormone receptorpositive breast cancer：the BIG 1-98 randomised clinical trial at 8. 1 years median follow-up. Lancet Oncol,2011,12（12）：1101-1108.

[9] Cornrlis JH,Daniel R,Caroline S,et al. Adjuvant tamoxifen and exemestane in early breast cancer（TEAM）：a randomised phase 3 trial. Lancet,2011,377（9762）：321-331.

第三节　辅助抗 HER-2 靶向治疗

人表皮生长因子受体 2（human epidermal growth factor receptor,HER-2）作为跨膜酪氨酸激酶受体,为人表皮生长因子受体家族的重要成员之一,表达在包括乳腺在内的多种组织表皮细胞的膜表面。20%~50% 的乳腺癌中 HER-2 呈阳性,表现出免疫组化 HER-2 过表达或荧光原位杂交 HER-2 基因扩增,与低生存期、低无病生存期、高转移率及化疗 / 激素治疗抵抗相关。HER-2 阳性的乳腺癌患者应接受 HER-2 靶向治疗。曲妥珠单抗是一种专门针对 HER-2 的细胞外结构域的人源化单克隆抗体。

一、靶向辅助治疗适应证

（一）原发浸润灶 >1cm 的 HER-2 阳性乳腺癌患者推荐使用曲妥珠单抗

1. NSABP B-31 和 NCCTG N9831 联合分析结果显

93

示,与对照组相比,联用曲妥珠单抗可降低48%复发率及39%死亡率。但对于曲妥珠单抗产生的心脏毒性必须谨慎。

2. HERA研究结果显示,与对照组相比,试验组患者复发风险可降低46%,OS无统计学差异,心脏毒性位于可接受范围。中位随访8年结果显示,曲妥珠单抗使用1年与2年相比,DSF无统计学差异。因此,曲妥珠单抗使用1年仍然是目前的标准治疗方案。

3. BCIRG 006研究随访65个月结果显示,AC-TH组的DFS显著优于AC-T组,TCH组的DFS也有显著性差异。而AC-TH和TCH两组之间的DFS无显著性差异。在OS上,含曲妥珠单抗的AC-TH和TCH均优于试验组。TCH组(9.4%的患者LVEF下降幅度>10%)的心脏毒性明显低于AC-TH组。但TCH与AC-TH组相比,远处复发率更高。

4. FinHer研究中位随访3年结果显示,9周短程曲妥珠单抗显著降低复发风险,但OS无显著差异。

5. FNCLCC-PACS-04研究显示,化疗序贯曲妥珠单抗并不能使患者DFS或OS获益。化疗与曲妥珠单抗同时使用比化疗后序贯曲妥珠单抗更为有效。

6. NCCN指南推荐曲妥珠单抗使用1年作为标准靶向治疗方案。曲妥珠单抗使用短于1年不如1年有效,长于1年效果与1年相似,并没有额外获益。

(二)原发浸润灶在0.6~1cm的HER-2阳性、淋巴结阴性乳腺癌患者($T_{1b}N_0$)及肿瘤更小、但腋窝淋巴结有微转移的患者(pN1mi)建议使用曲妥珠单抗

研究表明,≤1cm的淋巴结阴性、HER-2阳性的患者比HER-2阴性的患者复发风险更高。APT研究显示曲妥珠单抗可使肿瘤≤3cm的HER-2阳性、淋巴结阴性的乳腺癌患者DFS显著获益。

注：① HER-2 阳性是指免疫组织化学法（+++），或原位杂交法（in situ hybridization，ISH）阳性。②经免疫组织化学检测 HER-2 为（++）的患者应进一步作 ISH，明确是否有基因扩增。

二、相对禁忌证

1. 治疗前 LVEF<50%。
2. 同期正在进行蒽环类药物化疗。

三、治疗前谈话

1. 目前多项研究结果显示，对于 HER-2/neu 蛋白过表达或基因扩增（HER-2 阳性）的乳腺癌患者，采用 1 年曲妥珠单抗辅助治疗可以降低乳腺癌的复发率。

2. 曲妥珠单抗是一种生物靶向制剂，经 10 年以上的临床应用证实其不良反应少，但其中较严重的不良反应是当其与蒽环类药物联合应用会增加充血性心力衰竭的概率。

四、治疗前准备

1. 精确的 HER-2 检测。建议将浸润性乳腺癌组织的石蜡标本（蜡块或白片）送往国内有条件的病理科进行复查。

2. 心功能检查（心脏超声或核素扫描，以前者应用更为普遍）。

3. 签署治疗知情同意书。

五、治疗方案和注意事项

1. 曲妥珠单抗 6mg/kg（首次剂量 8mg/kg）每 3 周方案，或 2mg/kg（首次剂量 4mg/kg）每周方案。目前暂推荐的治疗时间为 1 年，可与化疗同时使用或化疗后序贯使用。6个月的短期疗程并未证实其疗效相当,2年的疗程未得到更佳的预后获益,故均暂不推荐。

2. 担心心脏毒性者可选择心脏毒性较低的 TCH方案,低复发风险者(对应人群可参考 APT 临床试验)可以选择紫杉醇周疗加曲妥珠单抗。

3. 首次治疗后观察 4~8 小时。

4. 与蒽环类药物同期应用须慎重。

5. 在靶向治疗前及治疗期间均需监测左心室射血分数(LVEF),每 3 个月监测 1 次。治疗中若出现 LVEF<50% 或较基线下降幅度超过 15%,应暂停治疗并跟踪监测 LVEF 结果,直至恢复至 50% 以上方可继续用药。若不恢复,或继续恶化或出现心力衰竭症状则应当终止曲妥珠单抗治疗。

6. 在心脏功能检测正常范围内,辅助曲妥珠单抗和术后放疗可以同时给予,在治疗过程中需要严格控制心脏的照射体积和剂量。目前尚没有完善的心脏体积剂量推荐标准,根据已发表的同期曲妥珠单抗和左侧乳房 / 胸壁 ± 区域淋巴结放疗的回顾性分析,心脏平均剂量不超过 6Gy 应该是安全的范围,可作为参考。

六、常用治疗方案

AC→PH 方案:

多柔比星 $60mg/m^2$ iv 第 1 天

环磷酰胺 $600mg/m^2$ iv 第 1 天

21 天为 1 个周期,共 4 个周期

序贯以紫杉醇 $80mg/m^2$ iv 1 小时周疗,共 12 周

联合

曲妥珠单抗首剂 4mg/kg iv,第 1 周,以后每次曲妥珠单抗 2mg/kg,iv 每周,共完成 1 年。也可在紫杉醇化疗后,改变曲妥珠单抗给药方式为 6mg/kg iv,每 3 周,

共完成 1 年。在靶向治疗前及治疗期间需监测左心室射血分数(LVEF)。

ddAC→PH 方案:

多柔比星 60mg/m^2 iv 第 1 天

环磷酰胺 600mg/m^2 iv 第 1 天

14 天为 1 个周期,共 4 个周期

序贯以紫杉醇 175mg/m^2 iv,3 小时,每 14 天为 1 个周期,共 4 个周期

联合

曲妥珠单抗首剂 4mg/kg iv,第 1 周,以后每次曲妥珠单抗 2mg/kg,iv 每周,共完成 1 年。也可在紫杉醇化疗后,改变曲妥珠单抗给药方式为 6mg/kg iv,每 3 周,共完成 1 年。在靶向治疗前及治疗期间需监测 LVEF。

(所有周期均用 G-CSF 支持)

TCH 方案:

多西他赛 75mg/m2 iv 第 1 天

卡铂 AUC=6 iv 第 1 天

21 天为 1 个周期,共 6 个周期

联合

曲妥珠单抗首剂 4mg/kg iv,第 1 周

序贯曲妥珠单抗 2mg/kg iv,每周,共 17 周

序贯曲妥珠单抗 6mg/kg iv,每 3 周,完成 1 年

或联合

曲妥珠单抗首剂 8mg/kg iv,第 1 周

序贯曲妥珠单抗 6mg/kg iv,每 3 周,完成 1 年

在靶向治疗前及治疗期间需监测 LVEF。

AC→TH 方案：

多柔比星 60mg/m^2 iv 第 1 天

环磷酰胺 600mg/m^2 iv 第 1 天

21 天为 1 个周期,共 4 个周期

序贯以多西他赛 100mg/m^2 iv 第 1 天

21 天为 1 个周期,共 4 个周期

联合

曲妥珠单抗首剂 4mg/kg iv,第 1 周,以后每次曲妥珠单抗 2mg/kg,iv 每周,共 11 周序贯曲妥珠单抗 6mg/kg iv,每 3 周,完成 1 年。

在靶向治疗前及治疗期间需监测 LVEF。

TC4H：

多西他赛 75mg/m^2 iv 第 1 天

环磷酰胺 600mg/m^2 iv 第 1 天

21 天为 1 个周期,共 4 个周期

联合

曲妥珠单抗首剂 4mg/kg iv,第 1 周

序贯曲妥珠单抗 2mg/kg iv,每周,共 11 周

序贯曲妥珠单抗 6mg/kg iv,每 3 周,完成 1 年

或联合

曲妥珠单抗首剂 8mg/kg iv,第 1 周

序贯曲妥珠单抗 6mg/kg iv,每 3 周,完成 1 年

在靶向治疗前及治疗期间需监测 LVEF。

PH：

紫杉醇 80mg/m^2 iv 1 小时周疗,共 12 周

联合

曲妥珠单抗首剂 4mg/kg iv,第 1 周

序贯以后每次曲妥珠单抗 2mg/kg,iv 每周,共完成

1年。也可在紫杉醇化疗后,改变曲妥珠单抗给药方式为 6mg/kg iv,每 3 周,共完成 1 年。

在靶向治疗前及治疗期间需监测 LVEF。

（马　飞　李　俏）

参考文献

[1] Burstein HJ. The distinctive nature of HER2-positive breast cancers. N Engl J Med, 2005, 353 (16): 1652-1654.

[2] Perez EA, Romond EH, Suman VJ, et al. Four-year follow-up of trastuzumab plus adjuvant chemotherapy for operable human epidermal growth factor receptor 2-positive breast cancer: joint analysis of data from NCCTG N9831 and NSABP B-31. J Clin Oncol, 2011, 29 (25): 3366-3373.

[3] Perez EA, Suman VJ, Davidson NE, et al. Cardiac safety analysis of doxorubicin and cyclophosphamide followed by paclitaxel with or without trastuzumab in the North Central Cancer Treatment Group N9831 adjuvant breast cancer trial. J Clin Oncol, 2008, 26 (8): 1231-1238.

[4] Geyer Ce J, Jl B, Al RE. Update of cardiac dysfunction on NSABP B-31, a randomized trial of sequential doxorubicin/ cyclophosphamide (AC)->paclitaxel (T) vs. AC->T with trastuzumab (H). J Clin Oncol, 2006.

[5] Goldhirsch A, Piccartgebhart M, Procter M. HERA TRIAL: 2 years versus 1 year of trastuzumab after adjuvant chemotherapy in women with HER2-positive early breast cancer at 8 years of median follow up. Md Conference Express, 2013, 12 (24 Supplement): 9-10.

[6] Smith I, Procter M, Gelber R D, et al. 2-year follow-up of

trastuzumab after adjuvant chemotherapy in HER2-positive breast cancer: a randomised controlled trial. Lancet, 2007, 369 (9555): 29-36.

[7] Slamon D, Eiermann W, Robert N, et al. Adjuvant trastuzumab in HER2-positive breast cancer. N Engl J Med, 2011, 365(14): 1273-1283.

[8] Joensuu H, Kellokumpu-Lehtinen PL, Bono P, et al. Adjuvant docetaxel or vinorelbine with or without trastuzumab for breast cancer. N Engl J Med, 2006, 354(8): 809-820.

[9] Spielmann M, Roche H, Delozier T, et al. Trastuzumab for patients with axillary-node-positive breast cancer: results of the FNCLCC-PACS 04 trial. J Clin Oncol, 2009, 27(36): 6129-6134.

[10] Gonzalez-Angulo AM, Litton JK, Broglio KR, et al. High risk of recurrence for patients with breast cancer who have human epidermal growth factor receptor 2-positive, node-negative tumors 1 cm or smaller. J Clin Oncol, 2009, 27(34): 5700-5706.

[11] Chia S, Norris B, Speers C, et al. Human epidermal growth factor receptor 2 overexpression as a prognostic factor in a large tissue microarray series of node-negative breast cancers. J Clin Oncol, 2008, 26(35): 5697-5704.

[12] Tolaney SM, Barry WT, Dang CT, et al. Abstract S 1-04: A phase II study of adjuvant paclitaxel(T) and trastuzumab(H) (APT trial) for node-negative, HER2-positive breast cancer (BC) Cancer Research, 2013, 73(24 Supplement): S 1-04.

第四章 乳腺癌新辅助治疗原则及规范

第一节 新辅助化疗

一、新辅助化疗的适宜人群

1. 不能达到理想美容效果的有保乳需求的Ⅱ/Ⅲ期患者。

2. 局部晚期患者。

二、乳腺癌新辅助化疗的禁忌证

1. 未经组织病理学确诊的乳腺癌。推荐进行组织病理学诊断,并获得 ER、PR、HER-2 及 Ki-67 等免疫组化指标,不推荐将细胞学作为病理诊断标准。

2. 妊娠早期女性、妊娠中期女性患者应慎重选择化疗。

3. 年老体弱且伴有严重心、肺等器质性病变,预期无法耐受化疗者。

4. 原发肿瘤为广泛原位癌成分,未能明确浸润癌的存在。

5. 肿瘤临床无法触及或无法评估。

三、新辅助化疗前的谈话

1. 新辅助化疗的定义 新辅助化疗是指在手术

或手术加放疗等局部治疗前,以全身化疗为乳腺癌的第一步治疗,先完成化疗,再行手术治疗。新辅助化疗是相对于乳腺癌术后的辅助化疗而得名。

2. 新辅助化疗的意义 ①新辅助化疗是局部晚期乳腺癌或炎性乳腺癌的规范疗法,可以使肿瘤降期以利于手术,或使部分原本无法手术的患者获得手术机会。②对于肿瘤较大且有保乳意愿的患者可以提高保乳率。③与术后辅助化疗相比,采用新辅助化疗可观察到化疗前后肿瘤的大小变化、病理学及生物学指标(如 Ki-67)的变化,直观地了解到个体肿瘤对化疗药物及方案的敏感性。

3. 接受有效的新辅助化疗之后,即便临床上肿瘤完全消失(影像学检查及临床查体均无可测量病灶),也必须接受手术治疗,并根据手术前后病理结果决定下一步辅助治疗的方案。

四、治疗前准备

1. 评估远处转移情况。包括颈部、腋下、腹部超声,颈胸部 CT 或 PET-CT,必要时行骨显像或脑 CT 或 MRI 检查。

2. 评估患者各系统功能状态。包括血常规、肝肾功能、心电图。既往有心脏病史的患者建议行必要的心功能检查(如心脏超声测 LVEF)。综合分析患者对化疗的耐受能力及有无化疗的禁忌证。

3. 乳腺原发病灶基线状态记录。乳房超声、乳腺 X 线、乳腺 MRI 精确测量乳腺原发灶和腋窝淋巴结的最长径(多个肿块时取其最长径之和、多个影像学检查取指标最大者为基线)。

4. 明确临床分期(TNM)。

5. 明确病理学诊断。可疑乳腺癌肿物需行粗针穿刺活检,明确肿瘤性质、类型、分级,通过免疫组化(ER、PR、Ki-67、HER-2)明确分子分型。如 HER-2(++)需行 FISH 检测,明确 HER-2 基因是否扩增[对新辅助化疗后,疗效达病理完全缓解(pathologic complete response,pCR)的患者,确诊时粗针穿刺组织是患者明确分子分型的唯一来源]。临床腋窝淋巴结阳性患者结合腋窝影像;可疑的淋巴结应在新辅助治疗之前进行穿刺活检,如果腋窝淋巴结穿刺结果阴性(无癌转移),则在新辅助治疗前推荐行前哨淋巴结活检明确。如果腋窝淋巴结穿刺结果阳性(有癌转移),可直接进行新辅助化疗。

6. 绝经前女性接受生育咨询,明确有无妊娠,是否需要卵巢保护,并嘱化疗期间避孕。

7. 告知化疗的不良反应,签署化疗知情同意书。

8. 需要在原发灶内肿瘤边缘在超声引导或 MRI 引导下放置定位夹,若无条件放置定位夹,可在新辅助化疗前根据肿块大小和影像学,对肿瘤表面皮肤进行标记(如文身定位),对化疗后瘤床定位及范围判断有一定帮助,为化疗后手术切除范围提供参考。拟行保乳手术患者的新辅助化疗前定位尤为重要。

五、新辅助化疗方案与注意事项

筛选有效的新辅助化疗方案,提高客观缓解率(objective response rate,ORR)和 pCR 率是新辅助化疗的重要目标之一。

1. HER-2 阴性乳腺癌

首选方案:剂量密集型 AC(多柔比星/环磷酰胺)→紫杉醇,2 周;剂量密集型 AC(多柔比星/环磷酰胺)→单周紫杉醇;TC(多西他赛/环磷酰胺)。

其他方案:剂量密集型 AC(多柔比星/环磷酰胺);

AC（多柔比星 / 环磷酰胺）3 周方案；AC→多西他赛，3 周方案；AC→单周紫杉醇；EC（表柔比星 / 环磷酰胺）；FEC/CEF→单周紫杉醇；FAC→单周紫杉醇；TAC（多西他赛 / 多柔比星 / 环磷酰胺）。

2. HER-2 阳性乳腺癌

首选方案：AC→TH（多柔比星 / 环磷酰胺→紫杉醇 + 曲妥珠单抗）± 帕妥珠单抗；TCH（多西他赛 / 卡铂 / 曲妥珠单抗）± 帕妥珠单抗。

其他方案：AC（多柔比星 / 环磷酰胺）→多西他赛 + 曲妥珠单抗 ± 帕妥珠单抗；多西他赛 + 环磷酰胺 + 曲妥珠单抗；FEC→多西他赛 + 曲妥珠单抗 + 帕妥珠单抗；FEC→紫杉醇 + 曲妥珠单抗 + 帕妥珠单抗；紫杉醇 + 曲妥珠单抗；多西他赛 + 曲妥珠单抗 + 帕妥珠单抗→FEC；紫杉醇 + 曲妥珠单抗 + 帕妥珠单抗→FEC。

3. 在我国日常临床实践中，用吡柔比星或表柔比星代替多柔比星也是可行的（表柔比星与多柔比星的剂量换算比值为 1.8∶1，吡柔比星一般参照多柔比星相同的剂量换算）。不含蒽环类的联合化疗方案，适用于老年、低风险、蒽环类禁忌或不能耐受的患者。

4. 在门诊病历和住院病史中应当记录患者当时的身高、体重及体表面积，并给出药物的每平方米体表面积剂量强度。一般推荐首次给药剂量应按推荐剂量使用，若有特殊情况需调整时不得低于推荐剂量的 85%，后续给药剂量应根据患者的具体情况和初始治疗后的不良反应，可以 1 次下调 20%~25%。每个新辅助化疗方案一般仅允许剂量下调 2 次。推荐手术前完成所有周期的化疗。

六、新辅助化疗方案的评估

1. 建议在化疗第 1 个周期的最后 1 天，亦即计划第 2 个周期化疗之前,进行细致的体检,初步了解化疗的治疗反应,如果明确肿瘤增大(增大超过 1cm,必要时可行初步超声检查),要考虑早期进展的可能。

2. 一般建议在化疗第 2 个周期末,即计划第 3 个周期之前全面评估疗效。新辅助化疗前后的检查手段应该一致,评价结果按照 RECIST 标准或 WHO 标准分为完全缓解(complete response, CR)、部分缓解(partial response, PR)、疾病稳定(stable disease, SD)和疾病进展(progressive disease, PD)。

3. 无效(SD 和 PD 患者)的患者建议更改化疗方案重新进入评价程序,或改变总体治疗计划,改用手术、放疗或者其他全身治疗措施。

4. 对 CR 或 PR 的患者,目前推荐完成既定的新辅助化疗疗程,即便肿瘤缩小明显,也应完成原计划疗程(除非不能耐受),避免因化疗有效而临时中断新辅助治疗、立即手术的情况。

七、乳腺癌经新辅助化疗降期后的处理

(一)手术治疗

手术可根据个体情况选择保留乳房或全乳切除。新辅助化疗前的前哨淋巴结活检为阴性,新辅助化疗后可免去腋窝淋巴结评估。新辅助化疗前,腋窝淋巴结穿刺证实为转移或者前哨淋巴结有转移,需行腋窝淋巴结清扫。大多数中国专家不建议对新辅助化疗前腋窝淋巴结穿刺证实为转移、通过化疗降期后行前哨淋巴结活检为阴性的患者免于腋窝清扫。

(二)新辅助化疗后病理检查及病理学疗效

1. pCR 的定义 病理完全缓解的定义代表乳腺和淋巴结($ypT_0\ ypN_0$ 和 $ypT_0/is\ ypN_0$)肿瘤全部消失,与无事件生存期和总生存期具有密切相关性,对侵袭性肿

瘤亚型是最有价值的预后因素。

2. 由于新辅助化疗后肿瘤细胞的变化、间质的改变及肿瘤的退缩,残余肿瘤病灶的大体表现与未经化疗的肿瘤不同,可以表现为明确肿块,肿块也可被边界不清的纤维化区域所替代。瘤床的正确辨认需要结合对化疗前肿块位置和大小的描述,还需要在查体时仔细观察和触摸。影像学技术可有助于判断瘤床情况。为了更好地进行病理评估,临床医师应该提供如下信息:化疗前的组织学诊断、免疫组织化学检测结果、化疗前病变的位置和大小、新辅助化疗情况、对新辅助化疗疗效的临床和影像学判断、腋窝淋巴结状态等。

3. 残存肿瘤的组织学分型、分级,ER、PR 及 HER-2等免疫组化结果可供参考。无论是术前还是术后获得的病理资料,只要出现 1 次 ER、PR 或 HER-2 阳性,就可以给予相应的内分泌治疗或曲妥珠单抗治疗。

(三)术后辅助治疗

1. 术后辅助化疗　对于完全缓解患者,若新辅助化疗时已经完成了所有的辅助化疗周期,可考虑不再使用化疗;如术前未完成计划的全部化疗,术后应按计划接受全部化疗。对于未完全缓解患者,可考虑进一步全身化疗。

2. 术后辅助放疗　推荐根据化疗前的肿瘤临床分期来决定是否需要辅助放疗以及放疗范围。放疗范围包括全胸壁和锁骨上、锁骨下范围,临床上内乳有累及或者临床上高度怀疑内乳可能会累及者需行内乳放疗。

3. 辅助内分泌治疗、辅助分子靶向治疗　参见乳腺癌术后辅助全身治疗临床指南。新辅助加辅助曲妥珠单抗的总治疗时间为 1 年。

八、常用新辅助化疗方案

很多化疗方案在术前治疗中会体现效果,一般而言,在辅助治疗中推荐的化疗方案也可以考虑用于新辅助治疗,详细方案见辅助化疗。

(张　瑾)

参考文献

[1] Ring A,Webb A,Ashley S,et al. Is surgery necessary after complete clinical remiss-ion following neoadjuvant chemotherapy for early breast cancer? J Clin Oncol,2003,21(24):4540-4545.

[2] 徐兵河.乳腺癌.北京:北京大学医学出版社,2005.

[3] Gianni L,Baselga J,Eiermann W,et al. Feasibility and tolerability of sequential doxorubicin/paclitaxel followed by cyclophosphamide,methotrexate,and fluorouracil and its effects on tumor response as preoperative therapy. Clin Cancer Res, 2005,11(24 Pt 1):8715-8721.

[4] Bear HD,Anderson S,Smith RE,et al. Sequential preoperative or postoperative docetaxel added to preoperative doxorubicin plus cyclophosphamide for operable breast cancer:National Surgical Adjuvant Breast and Bowel Project Protocol B-27. J Clin Oncol,2006,24(13):2019-2027.

[5] Adams S,Chakravarthy AB,Donach M,et al. Preoperative concurrent paclitaxel-radiation in locally advanced breast cancer:pathologic response correlates with five-year overall survival. Breast Cancer Res Treat,2010,124(3):723-732.

[6] Cortazar P,Zhang L,Untch M,et al. Pathological complete

response and long-term clinical benefit in breast cancer:the
CTNeoBC pooled analysis. Lancet,2014,384(9938):164-172.

第二节　新辅助内分泌治疗

一、新辅助内分泌治疗的适应证

内分泌治疗是激素受体阳性乳腺癌重要的治疗方案,有超过 60% 的乳腺癌为激素受体阳性。新辅助内分泌治疗可以预测患者对内分泌治疗的敏感程度,优化和比较内分泌治疗。荟萃分析表明,与新辅助化疗相比,新辅助内分泌治疗能够达到相似疗效甚至更佳,同时药物相关不良反应少,耐受性好。

新辅助内分泌治疗的适宜人群:根据 NCCN 指南,推荐新辅助内分泌治疗用于激素受体强阳性的(如ER≥50% 阳性)有并发症、无法耐受化疗的、不能手术的、或低危的 Luminal 型(Ki-67 低水平、Oncotype DX 低评分)患者。

绝经前乳腺癌患者术前内分泌治疗与术前化疗比较的临床研究结果尚有限,目前原则上不推荐对绝经前患者采用术前内分泌治疗。

二、新辅助内分泌治疗常用药物与原则

1. 绝经后患者如进行术前新辅助内分泌治疗,P024 等研究证实芳香化酶抑制剂在临床有效率和保乳率方面优于他莫昔芬,因此推荐首选第三代芳香化酶抑制剂类药物(包括阿那曲唑 1mg/d,来曲唑 2.5mg/d,依西美坦 25mg/d)。

2. 对于第三代芳香化酶抑制剂类药物不耐受(如对芳香化酶抑制剂过敏,或出现严重骨相关不良反应

等)的患者,也可选择他莫昔芬 20mg/d。

3. 目前原则上不推荐对绝经前患者采用术前内分泌治疗。如果绝经前患者进行新辅助内分泌治疗,应该选择 OFS+AI。

4. 行新辅助内分泌治疗的患者,应每 2 个月进行一次疗效评价(临床体检及影像学指标)。评价指标常使用 cRR(临床缓解率),包括 pCR(病理完全缓解率)和 BCR(保乳率)等。

5. 采用新辅助内分泌治疗有效且可耐受的患者,可持续治疗直至达到最大获益;一般建议不超过 6 个月。

6. 考虑到内分泌治疗可能会影响肿瘤细胞对化疗的敏感性,原则上不推荐新辅助内分泌治疗与新辅助化疗联合使用。

7. 新辅助内分泌治疗联合靶向治疗虽然在临床研究中显示出一定优势,但由于证据较少,目前也不做推荐。

三、新辅助内分泌治疗的注意事项

1. 新辅助内分泌治疗前应该完善相关检查,包括影像学检查(彩超、钼靶、MRI),组织学检查(ER、PR、HER-2、Ki-67)及全身检查。

2. 术后辅助治疗 行术前新辅助内分泌治疗的患者,术后仍可继续进行辅助内分泌治疗来控制疾病复发或转移。

3. 疗效评价 关于新辅助内分泌治疗的疗效评价,尚没有肯定的标准来判断,目前最常用的评价疗效的指标是 cRR 和 BCR。治疗前取得原发肿瘤及腋窝淋巴结等可测量病灶大小的数据并记录,采用 RECIST 标准评价疗效。而内分泌治疗的 pCR 率一般较低,较少用于评价疗效。另外,几项大型临床研究结果均表明,Ki-67 作为一个重要的肿瘤增殖指数,不仅可以反映激素受体阳性乳腺癌新辅助内分泌治疗前后肿瘤增殖变化,还可以反映预后。治疗过程中(通常用药 2~4 周后即可)的 Ki-67 水平变化程度能够预测乳腺癌患者的无复发生存率,而治疗前 Ki-67 水平与预后无关。除此之外,也有研究表明,PEPI 指数和 21 基因评分等用来作为新辅助内分泌治疗的预测工具,也取得了理想的效果,但由于数据较少,暂时不做推荐。

（张建国）

参考文献

[1] Spring LM, Gupta A, Reynolds KL, et al. Neoadjuvant Endocrine Therapy for Estrogen Receptor-Positive Breast Cancer: A Systematic Review and Meta-analysis. Jama Oncol, 2016, 2 (11): 1477-1486.

[2] Ellis MJ, Tao Y, Luo J, et al. Outcome prediction for estrogen receptor-positive breast cancer based on postneoadjuvant endocrine therapy tumor characteristics. J Natl Cancer Inst, 2008, 100 (19): 1380-1388.

[3] Smith IE, Dowsett M, Ebbs SR, et al. Neoadjuvant treatment of postmenopausal breast cancer with anastrozole, tamoxifen, or both in combination: the Immediate Preoperative Anastrozole, Tamoxifen, or Combined with Tamoxifen (IMPACT) multicenter double-blind randomized trial. J Clin Oncol, 2005, 23 (22): 5108-5116.

[4] MJ Ellis, VJ Suman, J Hoog, et al. Randomized Phase II Neoadjuvant Comparison Between Letrozole, Anastrozole,

and Exemestane for Postmenopausal Women With Estrogen Receptor-Rich Stage 2 to 3 Breast Cancer:Clinical and Biomarker Outcomes and Predictive Value of the Baseline PAM50-Based Intrinsic Subtype—ACOSOG Z1031. J Clin Oncol,2011,29(17):2342-2349.

[5] Masuda N,Sagara Y,Kinoshita T,et al. Neoadjuvant anastrozole versus tamoxifen in patients receiving goserelin for premeno-pausalbreast cancer(STAGE):a double-blind,randomised phase 3 trial. Lancet Oncol,2012,13(4):345-352.

第三节 新辅助靶向治疗

一、乳腺癌新辅助靶向治疗的指征

术前新辅助治疗可以使肿瘤较大的患者获得保乳机会、使不可切除乳腺癌及炎性乳腺癌降期获得手术机会,另外新辅助治疗的敏感性可以提供有价值的疗效预测和预后信息。

HER-2 阳性乳腺癌对抗 HER-2 靶向治疗敏感性高,在这部分患者的新辅助治疗方案中应包含抗HER-2 靶向治疗。一般认为新辅助抗 HER-2 治疗适用于以下人群:肿瘤组织学 HER-2 阳性;且肿瘤分期为Ⅱ-Ⅲ期(包括肿瘤较大有保乳需求、局部晚期和炎性乳腺癌)。其中,Ⅱ期及 $T_3N_1M_0$ 患者接受新辅助治疗的目的主要为降期保乳,而对于Ⅲ期患者而言,新辅助治疗是标准治疗。

HER-2 状态的测定必须由有资质的实验室按照ASCO/CAP 指南进行。HER-2 检测包括免疫组化和原位杂交(ISH)两类方法。免疫组化结果为(−)或(+)判定为 HER-2 阴性,(+++)判定为 HER-2 阳性,均无需进行 ISH 检测。免疫组化结果为（++）时应进一步行 ISH。

ISH 结果判定：①双探针法 HER-2/ 第 17 号染色体着丝粒（CEP17）比值≥2.0，或 HER-2/CEP17 比值 <2.0 但平均 HER-2 拷贝数 / 细胞≥6.0 时，也为 HER-2 阳性；② HER-2/CEP17 比值 <2.0，且平均 HER-2 拷贝数 / 细胞 <4.0 时 HER-2 为阴性；③ ER-2/CEP17 比值 <2.0，且平均 HER-2 拷贝数 / 细胞≥4.0 且 <6.0 为 HER-2 ISH 结果不确定；④对 ISH 结果不确定病例，可以重新进行 IHC 检测，也可以选取不同的组织块或到不同单位重新检测；⑤单探针法主要根据平均 HER-2 拷贝数 / 细胞判定，界值同双探针法。单探针 ISH 不确定病例可进一步通过双探针法确诊。HER-2 状态不确定病例不应贸然给予新辅助靶向治疗。

三阴性乳腺癌缺乏内分泌和抗 HER-2 治疗靶点，但有研究显示可能对抗血管生成、PARP 抑制剂、mTOR 抑制剂等敏感。到目前为止，大多数药物尚处于临床前或临床研究之中，临床应用尚有待更成熟的数据支持。因此本节主要以新辅助抗 HER-2 治疗为主。

二、新辅助靶向治疗常用药物与原则

1. 曲妥珠单抗是现阶段新辅助靶向治疗的金标准。

2. 在新辅助靶向治疗中加入帕妥珠单抗，可以显著提高病理完全缓解率。近期 APHINITY 研究结果显示，在辅助化疗联合曲妥珠单抗基础上加用帕妥珠单抗，可以带来进一步的生存获益。因此对于有条件的 HER-2 阳性患者，在新辅助治疗方案中加入帕妥珠单抗是合理的。

3. 尽管 NeoALTTO 研究显示，曲妥珠单抗联合拉帕替尼新辅助治疗显著提升病理完全缓解率，但后续

ALTTO 研究显示辅助阶段应用曲妥珠单抗、拉帕替尼双靶向治疗并未带来生存获益,因此不建议常规采用该双靶向治疗组合。

4. 辅助治疗中含曲妥珠单抗方案均可用于新辅助治疗,但有新辅助治疗指征者多为相对高危患者,如无药物使用禁忌,首选蒽环与紫杉类药物序贯方案与靶向治疗联合。

5. 有蒽环类药物使用禁忌、高龄或其他心脏疾病隐患的患者,可以使用不含蒽环方案,如 TCH 方案。

6. 新辅助治疗期间应严密监测疗效,按照 RECIST 或 WHO 标准评价原发灶和(或)淋巴结的疗效,对于疗效 CR、PR 的患者,建议在新辅助阶段完成预定化疗计划。对于肿瘤稳定或增大的患者,应经多学科讨论,充分考虑肿瘤范围、手术切除的可能性及患者耐受性,决定转为手术治疗或更换方案继续新辅助治疗。应用曲妥珠单抗治疗期间进展的患者,在后续新辅助治疗中可考虑保留曲妥珠单抗。如再次进展,则应根据患者具体情况给予个体化治疗。

7. 接受新辅助靶向治疗的患者,辅助阶段应补足辅助曲妥珠单抗治疗至 1 年。

8. 单独新辅助靶向治疗或与内分泌治疗联用,尚缺乏足够的证据,应用应限制于临床研究框架内。

三、乳腺癌新辅助靶向治疗的禁忌证

1. 妊娠期应用曲妥珠单抗可导致羊水过少,应尽量避免使用。

2. 尚不清楚曲妥珠单抗是否能分泌到人乳汁中,由于人免疫球蛋白(IgG)可分泌到人乳汁中,对婴儿的潜在伤害未知,所以曲妥珠单抗治疗期间应避免哺乳。

3. 禁用于对靶向药物或溶媒过敏者。

4. 心功能不全患者应结合相关检查,经多学科讨论,权衡利弊后决定是否使用。

四、治疗前准备

新辅助靶向治疗一般与化疗同时应用,准备基本与化疗相同。特殊之处在于应用抗 HER-2 治疗前应充分评估患者心功能,包括病史、体格检查以及超声心动图或放射性心血管造影测定左心室射血分数(LVEF)。对于有症状的心功能不全或无症状的亚临床心功能不全患者,应充分考虑心脏风险,谨慎决定是否应用曲妥珠单抗。

五、新辅助靶向治疗期间心功能监测

1. 曲妥珠单抗治疗期间应严密监测心功能,推荐每 3 个月进行一次超声心动图检查。如治疗前 LVEF 偏低,则应加大检查密度(每 6~8 周一次)。

2. 当出现 LVEF 较治疗前绝对数值下降≥16%,或 LVEF 低于该检测中心正常范围并且 LVEF 较治疗前绝对数值下降≥10% 时,应暂停曲妥珠单抗治疗至少 4 周,并每 4 周检测 1 次 LVEF,4~8 周内 LVEF 回升至正常范围,或 LVEF 较治疗前绝对数值下降≤15%,可恢复使用曲妥珠单抗。

3. LVEF 持续下降超过 8 周,或者 3 次以上因心脏问题而中断曲妥珠单抗治疗,应永久停止使用曲妥珠单抗。

六、常用含靶向治疗新辅助方案

1. 临床常用蒽环类和紫杉类序贯方案联合靶向治疗(靶向治疗与紫杉类药物联用,避免与蒽环类药物同时应用),对于有心脏风险患者可考虑 TCH 方案。可选方案包括 AC-T+ 曲妥珠单抗 ± 帕妥珠单抗、TCH(多西他赛 + 卡铂 + 曲妥珠单抗) ± 帕妥珠单抗、FEC-T+ 曲妥珠单抗 ± 帕妥珠单抗等。

2. 根据使用紫杉类药物的种类和用法,合理选择曲妥珠单抗使用方法,周疗或每 3 周 1 次方案均可。每周方案时曲妥珠单抗首剂 4mg/kg,随后每周 2mg/kg;3 周方案曲妥珠单抗首剂 8mg/kg,随后每 3 周 6mg/kg。

3. 帕妥珠单抗初始剂量为 840mg,后续每次 420mg,每 3 周 1 次。

4. 化疗方案与剂量参见辅助治疗部分。

（王　殊　杨后圃）

参考文献

[1] Moja L, Tagliabue L, Balduzzi S, et al. Trastuzumab containing regimens for early breast cancer. Cochrane Database Syst Rev, 2012(4):CD006243.

[2] Mauri D, Pavlidis N, Ioannidis JP, et al. Neoadjuvant versus adjuvant systemic treatment in breast cancer:a meta-analysis. J Natl Cancer Inst, 2005, 97(3):188-194.

[3] Slamon D, Eiermann W, Robert N, et al. Adjuvant trastuzumab in HER2-positive breast cancer. N Engl J Med, 2011, 365(14):1273-1283.

[4] Gianni L, Eiermann W, Semiglazov V, et al. Neoadjuvant and adjuvant trastuzumab in patients with HER2-positive locally advanced breast cancer(NOAH):follow-up of a randomised controlled superiority trial with a parallel HER2-negative cohort. Lancet Oncol, 2014, 15(6):640-647.

[5] Buzdar AU, Suman VJ, Meric-Bernstam F, et al. Fluorouracil,

epirubicin, and cyclophosphamide (FEC-75) followed by paclitaxel plus trastuzumab versus paclitaxel plus trastuzumab followed by FEC-75 plus trastuzumab as neoadjuvant treatment for patients with HER2-positive breast cancer (Z1041): a randomised, controlled, phase 3 trial. Lancet Oncol, 2013, 14 (13): 1317-1325.

[6] Cameron D, Piccart-Gebhart MJ, Gelber RD, et al. 11 years' follow-up of trastuzumab after adjuvant chemotherapy in HER2-positive early breast cancer: final analysis of the HERceptin Adjuvant (HERA) trial. Lancet, 2017, 389 (10075): 1195-1205.

[7] Baselga J, Bradbury I, Eidtmann H, et al. Lapatinib with trastuzumab for HER2-positive early breast cancer (NeoALTTO): a randomised, open-label, multicentre, phase 3 trial. Lancet, 2012, 379 (9816): 633-640.

[8] Schneeweiss A, Chia S, Hickish T. Long-term efficacy analysis of the randomised, phase II TRYPHAENA cardiac safety study: Evaluating pertuzumab and rastuzumab plus standard neoadjuvant anthracycline-containing and anthracycline-free chemotherapy regimens in patients with HER2-positive early breast cancer. Eur J Cancer, 2017, 89: 27-35.

第五章 晚期乳腺癌治疗原则及规范

第一节 晚期乳腺癌的化疗

晚期乳腺癌是可以治疗、但难以治愈的疾病。通常中位生存期 2~3 年,5 年生存率 25% 左右。近年来,随着对乳腺癌分子亚型的认识,分类治疗策略的优化及针对性靶向药物的临床应用,晚期乳腺癌的中位生存期明显延长,部分患者可以带瘤长期生存,成为一种慢性疾病。

晚期乳腺癌的治疗目的是控制疾病发展,延长生存时间,让患者带瘤有质量地生活。乳腺癌一旦确诊复发转移,应进行全面检查,包括胸腹 CT、骨扫描、对侧乳腺及手术区域淋巴结 B 超、血肿瘤标志物(CEA、CA125、CA15-3)等,以评估病变范围。对三阴性或 HER-2 阳性乳腺癌,可选择性进行头颅 MRI 或增强 CT 检查,排除脑转移。对复发转移病灶,特别是孤立病灶应尽可能再次活检明确诊断,同时检测 ER、PR、HER-2、Ki-67 等分子标志物,以制订针对性治疗方案。

化疗是晚期乳腺癌最常用的治疗手段,不同分子亚型的乳腺癌在病情发展的不同阶段都会应用化疗。化疗前应常规检查血常规、肝肾功能、心电图,充分评估患者的器官功能;了解既往病史及治疗,包括辅助治疗方案、剂量及不良反应等,为制订合理的化疗方案提供依据。

一、化疗适应证

化疗通过直接破坏肿瘤细胞的 DNA 或选择性抑制细胞增殖周期来发挥作用。通常显效较快、作用强，适合肿瘤生长较快、肿瘤负荷较大、有明显症状或广泛内脏转移的患者。

对首次复发或初诊Ⅳ期的晚期乳腺癌，优先选择化疗的指征为：ER/PR 阴性或低表达；HER-2 阳性；术后无病生存期较短（DFS<2 年）；肿瘤发展较快，症状明显；广泛内脏转移；ER/PR 阳性内分泌治疗失败者。

二、化疗药物及方案的选择

晚期乳腺癌常用的化疗药物包括蒽环类、紫杉类、长春瑞滨、卡培他滨、吉西他滨、铂类等。应根据疾病的范围、肿瘤的分子特征、既往治疗及患者的特点来制订个体化的化疗方案。制订方案时应充分考虑患者的意愿，疾病的不可治愈性，平衡生活质量和生存期。在疾病发展的不同阶段合理选择单药或联合化疗。

（一）单药化疗

对肿瘤发展相对较慢，肿瘤负荷不大，无明显症状，特别是老年耐受性较差的患者优选单药化疗。虽然单药治疗的有效率（20%~35%）低于联合化疗，但不良反应较轻，耐受性较好，远期生存率与联合化疗相似，疾病控制的同时患者有较好的生活质量。常用的单药包括：紫杉醇、多西他赛、白蛋白结合型紫杉醇、卡培他滨、长春瑞滨、吉西他滨、多柔比星脂质体等；依托泊苷胶囊、环磷酰胺片等口服方便，可以作为后线治疗的选择。

（二）联合化疗

适合病情进展较快，肿瘤负荷较大或症状明显的患者。联合化疗的有效率30%~60%，中位TTP 6个月左右；方案的选择应参考既往辅助化疗用药，化疗结束时间，结合患者的身体和经济条件等因素综合考量。原则上对既往未用过化疗者（包括辅助化疗），首先考虑蒽环联合紫杉类药物。蒽环类治疗失败或达累积剂量者，优先选择紫杉类为基础的药物。辅助治疗用过紫杉类，距离复发时间大于1年者，可以再次使用，优选未用过的药物。紫杉类联合吉西他滨或卡培他滨是一线治疗最常用的方案。既往使用过蒽环及紫杉类或治疗失败者，可优选卡培他滨为基础的联合方案，如联合长春瑞滨、吉西他滨等。

一线化疗进展后，可以根据患者的耐受性、病变范围、既往治疗的疗效和毒性，个体化地选择没有交叉耐药的单药或联合方案。对既往治疗有效，疾病控制时间较长的药物，后线治疗仍然可以再次应用。

对多程化疗失败的患者无标准治疗，鼓励患者参加新药临床试验或对症支持治疗。

对HER-2阳性患者，化疗同时应联合抗HER-2靶向药物，如曲妥珠单抗、拉帕替尼等。由于蒽环类药物联合曲妥珠单抗明显增加心脏毒性，特别是充血性心衰的发生风险，应尽量避免同时应用。

对晚期三阴性乳腺癌（TNBC），目前没有针对性的化疗药物或方案，可以按照前述的原则选择化疗药物。国内一项针对晚期TNBC的多中心随机Ⅲ期临床研究结果显示，顺铂联合吉西他滨方案作为一线治疗在PFS和ORR上均优于紫杉醇联合吉西他滨方案，提示含铂的联合方案治疗TNBC有一定的优势，可以优先考虑。对伴有BRCA基因突变的患者，优选铂类药物

（顺铂或卡铂）单药或联合方案。例如顺铂/卡铂联合紫杉类或长春瑞滨或吉西他滨等。针对 *BRCA* 基因突变的患者，PARP 抑制剂奥拉帕尼在Ⅲ期临床研究中取得了优于单药化疗的疗效（对比化疗，延长 PFS 2.8 个月，提高 ORR 1 倍），值得期待。

（三）维持化疗

对完成了 4~6 周期化疗，治疗有效（评价 CR、PR、SD 者），不良反应轻，耐受性较好的患者，可以持续治疗至病情进展或出现不能耐受的毒性。多项临床研究的数据证实，维持治疗有更长的 TTP，部分人可以延长总生存期。维持治疗可以是原有效方案，也可以是其中的一种药物。维持治疗中应该加强患者管理，定期评估疗效和不良反应。

对不能耐受维持化疗的患者，也可以停药休息，定期监测病情变化，疾病再次进展后重新治疗。ER 阳性的患者也可以改用内分泌药物作为维持治疗。对化疗有效的 ER 阳性患者，是继续化疗维持还是改用内分泌药物维持，取决于多种因素，如化疗的耐受性、用药的方便性、患者的经济条件及治疗意愿等。对化疗有效、耐受性好的患者，倾向化疗维持至病情进展后再切换到内分泌治疗。

三、化疗剂量

对初次复发转移一线治疗的患者，如果器官功能正常，应按照指南推荐的标准剂量给药，以保证疗效。对合并多种疾病或基线肝肾功能、骨髓功能不正常的患者或老年患者，可以按照标准剂量适当下调 10% 左右剂量。对多程化疗的患者，应根据耐受性、一般状况及血生化和血常规结果酌情下调剂量。

化疗中若出现以下毒性之一，下一周期应减量

10%~20%;Ⅳ度粒细胞减少或Ⅲ度粒细胞减少伴发热；Ⅲ度血小板减少或肝功能异常；Ⅱ度外周神经损害；腹泻需要补液治疗等。

四、疗效及不良反应评估

化疗中应定期复查，评价疗效；通常联合化疗每2周期评估疗效，单药治疗可以每3周期评估。疗效评估按照 RECIST 标准。可测量靶病灶的影像检查应与基线一致，以便对比评价。对首次评估 CR、PR 及 SD 的患者，可以继续治疗2~3周期后再次评估。对 PD 的患者，应及时调整治疗方案。基线肿瘤标志物升高的患者，应同时复查，其变化可以间接反映肿瘤的控制情况，也可以作为调整治疗的参考指标。

不良反应按照 NCI-CTC 标准每周期评估。对出现Ⅲ度以上不良反应的患者，下一周期应根据具体毒性采取预防性措施或下调剂量。化疗中应加强患者管理，与患者充分沟通，及时处理药物的不良反应，保证治疗的顺利完成。

五、晚期乳腺癌常用化疗方案

（一）单药

1. 优选单药

紫杉醇 $80mg/m^2$，静滴，第1、8、15天，28天为一周期

或 $175mg/m^2$，静滴，第1天，21天为一周期

卡培他滨 $1000~1250mg/m^2$，口服，每日2次，第1~14天，21天为一周期

吉西他滨 $800~1200mg/m^2$，静滴，第1、8、15天，28天为一周期

长春瑞滨 $25mg/m^2$ 静滴；或 $60mg/m^2$ 口服，第1、8、

15 天,28 天为一周期

多柔比星脂质体 50mg/m^2,静滴,第 1 天,28 天为一周期

2. 其他单药

多西他赛 60~100mg/m^2,静滴,第 1 天,21 天为一周期

白蛋白结合型紫杉醇 100mg/m^2 或 125mg/m^2,静滴,第 1、8、15 天,28 天为一周期

或 260mg/m^2,静滴,第 1 天,21 天为一周期

卡铂 AUC=5~6,静滴,第 1 天,21~28 天为一周期

顺铂 75mg/m^2,静滴,第 1 天,21 天为一周期

表柔比星 60~90mg/m^2,静滴,第 1 天,21 天为一周期

多柔比星 60mg/m^2,静滴,第 1 天,21 天为一周期

或 20mg/m^2,静滴,第 1 天,每周 1 次

环磷酰胺 50~100mg,口服,每日 1 次,第 1~21 天,28 天为一周期

依托泊苷胶囊 75~100mg 口服,第 1~10 天,21 天为一周期

(二)联合化疗方案

1. 常用化疗方案

TX:

多西他赛 75mg/m^2,静滴,第 1 天

卡培他滨 950mg/m^2,口服,每日 2 次,第 1~14 天

21 天为一周期

GT:

吉西他滨 1000~1250mg/m^2,静滴,第 1、8 天

紫杉醇 175mg/m^2,静滴,第 1 天

或多西他赛 75mg/m^2,静滴,第 1 天

21 天为一周期

GC：

吉西他滨 1000mg/m^2,静滴,第 1、8 天

卡铂 AUC=2,静滴,第 1、8 天

21 天为一周期

ET：

表柔比星 60~75mg/m^2,静滴,第 1 天

多西他赛 75mg/m^2,静滴,第 2 天

21 天为一周期

2. 其他方案

CAF：

环磷酰胺 500mg/m^2,静滴,第 1 天

多柔比星 50mg/m^2,静滴,第 1 天

氟尿嘧啶 500mg/m^2,静滴,第 1、8 天

21 天为一周期

FEC：

氟尿嘧啶 500mg/m^2,静滴,第 1、8 天

表柔比星 50mg/m^2,静滴,第 1、8 天

环磷酰胺 400mg/m^2,静滴,第 1、8 天

28 天为一周期

AC：

多柔比星 60mg/m^2,静滴,第 1 天

环磷酰胺 600mg/m^2,静滴,第 1 天

21 天为一周期

EC：

表柔比星 75mg/m^2,静滴,第 1 天

环磷酰胺 600mg/m^2,静滴,第 1 天

21 天为一周期

CMF：

环磷酰胺 100mg/m^2,口服,第 1~14 天

甲氨蝶呤 40mg/m^2,静滴,第 1、8 天

氟尿嘧啶 600mg/m^2,静滴,第 1、8 天

28 天为一周期

（张 频）

参考文献

［1］Cardoso F,Costa A,Senkus E,et al. 3rd ESO-ESMO International Consensus Guidelinesfor Advanced Breast Cancer（ABC 3）. Ann Oncol,2017,28（1）:16-33.

［2］徐兵河,江泽飞,胡夕春. 中国晚期乳腺癌临床诊疗专家共识 2016. 中华医学杂志,2016,96（22）:1719-1727.

［3］Hu XC,Zhang J,Xu BH,et al. Cisplatin plus gemcitabine versus paclitaxel plus gemcitabineas first-line therapy for metastatic triple-negative breastcancer（CBCSG006）:a randomised,open-label,multicentre,phase 3 trial. Lancet Oncol,2015,16（2）:436-446.

［4］Robson M,Im SA,Senkus E,et al. Olaparib for Metastatic Breast Cancerin Patients with a Germline BRCA Mutation. N Engl J Med,2017,377（6）:523-533.

［5］NCCN Guidelines,Breast Cancer V3,2017,http://www. nccn. org/professionals/physician_gls/f_guidelines. asp

第二节 晚期乳腺癌内分泌治疗

激素受体阳性晚期乳腺癌是一种慢性疾病,此类患者往往对内分泌治疗敏感,临床获益大,生存时间长。对于存在内脏转移的患者而言,除非存在对内分泌耐药或肿瘤快速进展需要快速缓解者,均应首选内分泌治疗。临床上按照 HER-2 表达程度不同,分为激

素受体阳性/HER-2 阴性和激素受体阳性/HER-2 阳性晚期乳腺癌。

一、激素受体阳性/HER-2 阴性晚期乳腺癌

1. 适应证

（1）单纯骨或软组织转移灶。

（2）无症状、肿瘤负荷不大的内脏转移。

（3）无病生存期较长，一般大于 2 年。

（4）激素受体不明或激素受体阴性、临床进程缓慢患者。

2. 治疗前谈话

（1）强调复发或转移性乳腺癌的内分泌治疗主要以延长无进展生存期、总生存期及提高患者的生活质量为目的。应优先选择不良反应少的内分泌治疗方案，使用方便，不良反应可控。

（2）应充分与患者及家属进行沟通，说明治疗目的、疗效、给药方法、可能引起的不良反应及伴随用药等，医患双方达成共识以利于治疗。

3. 内分泌药物的选择

（1）绝经后患者的内分泌治疗药物：第三代芳香化酶抑制剂包括非甾体类（阿那曲唑、来曲唑）和甾体类（依西美坦）药物、雌激素受体下调剂（氟维司群）、雌激素受体调节剂（他莫昔芬和托瑞米芬）、孕酮类药物（甲地孕酮、甲羟孕酮）。治疗选择上应考虑既往内分泌治疗药物种类、治疗疗效和疗效维持时间。

（2）绝经前患者的内分泌治疗药物：经卵巢（手术、放疗、药物）去势后，按照绝经后晚期乳腺癌内分泌药物进行治疗。手术及放疗去势因其存在可逆性、可控性及副作用方面的劣势，逐渐被药物去势所取代，药物去势常用的卵巢功能抑制剂包括戈舍瑞林、亮丙瑞

林。如果辅助治疗未使用他莫昔芬或者已中断他莫昔芬治疗超过 12 个月,仍可选择卵巢功能抑制剂或卵巢(手术、放疗)去势联合他莫昔芬治疗;如辅助治疗接受过他莫昔芬治疗,可选择卵巢功能抑制或卵巢去势(手术,放疗)联合芳香化酶抑制剂。

4. 内分泌治疗原则

(1)没有接受过内分泌治疗或无进展生存期较长的绝经后复发或转移的患者,可以选择氟维司群、第三代芳香化酶抑制剂、他莫昔芬。

(2)接受过他莫昔芬辅助治疗的绝经后患者可选氟维司群、第三代芳香化酶抑制剂。

(3)对于绝经后患者,第三代芳香化酶抑制剂较他莫昔芬有更好的疾病控制效果,阿那曲唑、来曲唑、依西美坦三者之间临床疗效相似。

(4)既往接受过非甾体类芳香化酶抑制剂辅助治疗失败的患者,可选择氟维司群、依维莫司联合依西美坦,亦可考虑采用 CDK4/6 抑制剂联合内分泌治疗方案。

(5)连续两线内分泌治疗后肿瘤进展,通常提示内分泌治疗耐药,应该换用细胞毒药物治疗或进入临床试验研究。

(6)在内分泌治疗期间,应每 2~3 个月评估一次疗效,对达到 CR、PR、SD 患者应继续给予原内分泌药物维持治疗,如肿瘤出现进展,应根据病情决定更换其他机制的内分泌治疗药物或改用化疗等其他治疗手段。

5. 内分泌治疗的注意事项

(1)尽量不重复使用曾用过的内分泌治疗药物。

(2)对某一类芳香化酶抑制剂治疗失败患者,不推荐选择同一类芳香化酶抑制剂,应尽可能选择作用机制不同的药物。

（3）使用第三代芳香化酶抑制剂可降低雌激素水平、加速骨丢失并增加患者的骨折风险,使用的同时应予以补充钙剂和维生素 D_3。

（4）对于不适合内分泌治疗的患者可先行化疗,在疾病得到控制后再给予内分泌药物维持治疗。目前尚无证据支持化疗联合内分泌治疗给药可延长患者生存期,即临床不建议化疗联合内分泌治疗的给药方式。

（5）选择内分泌治疗前,应判断患者是否真正意义的绝经,对绝经前接受辅助化疗期间复发或转移的患者,停经不能作为判断绝经的依据。

6. 内分泌治疗耐药问题　内分泌治疗耐药分为原发性和继发性内分泌治疗耐药。原发性内分泌治疗耐药指术后辅助内分泌治疗 2 年内出现复发或转移,或晚期乳腺癌一线内分泌治疗 6 个月内出现疾病进展;继发性内分泌治疗耐药指术后辅助内分泌治疗超过 2 年出现复发或转移,或辅助内分泌治疗结束后 12 个月内出现复发或转移,或晚期乳腺癌一线内分泌治疗超过 6 个月出现疾病进展。

临床前研究发现内分泌治疗耐药机制可能与哺乳动物西罗莫司靶蛋白 mTOR 信号转导通路的激活有关,已有临床研究证实依维莫司联合依西美坦使用较单纯依西美坦治疗可显著延长既往非甾体芳香化酶抑制剂治疗失败患者的无进展生存期。

CDK4/6 抑制剂联合内分泌治疗是激素受体阳性乳腺癌患者一种有效的选择。因此在选择内分泌治疗时,应考虑既往内分泌治疗情况,合理选择联合靶向药物或换用其他机制的内分泌药物进行治疗。

7. 肿瘤闪烁现象　部分患者在内分泌治疗的 2~4 周时可能会出现肿瘤增大现象,有骨转移的患者中较为常见。通常表现为：肿瘤增大、骨痛加重、皮肤损害的红斑，碱性磷酸酶、CEA、CA15-3 升高、短暂的高钙血症，骨扫描的弥散吸收增加，这是一种肿瘤的闪烁现象（tumor flare）。临床医生应慎重判断是否病情进展，应密切观察，继续治疗或及时换药。

二、激素受体阳性 /HER-2 阳性晚期乳腺癌

一般首选抗 HER-2 治疗联合化疗。针对高选择包括部分不适合化疗、肿瘤进展缓慢、单纯骨转移或软组织转移患者，可首先考虑抗 HER-2 治疗联合芳香化酶抑制剂治疗作为绝经后激素受体阳性 /HER-2 阳性晚期乳腺癌患者的一线治疗选择。选择方案包括曲妥珠单抗联合阿那曲唑或来曲唑、拉帕替尼联合来曲唑。无论首选抗 HER-2 治疗联合化疗还是首选抗 HER-2 治疗联合内分泌治疗，对达到 CR、PR、SD 患者，一般不采用单纯内分泌药物作为维持治疗方案，临床应采用抗 HER-2 治疗联合内分泌治疗药物作为维持治疗方案。若治疗后肿瘤完全缓解时限较长，也可暂时中断抗 HER-2 治疗，待复发后再行抗 HER-2 治疗，以减轻患者经济负担。总之，抗 HER-2 治疗联合内分泌治疗应考虑既往内分泌治疗效果、病情发展速度、肿瘤病灶位置、肿瘤负荷及患者意愿等多方面因素谨慎给予。

（佟仲生）

参考文献

［1］徐兵河, 江泽飞, 胡夕春. 中国晚期乳腺癌临床诊疗专家共识 2016. 中华医学杂志, 2016, 96(22):1719-1727.

［2］中国抗癌协会乳腺癌专家委员会. 中国进展期乳腺癌共识

指南（CABC 2015）. 癌症进展,2015,13（3）:223-245.

［3］Bergh J,Jonsson PE,Lidbrink EK,et al. FACT:an open-label randomized phase Ⅲ study of fulvestrant and anastrozole in combination compared with anastrozole alone as first-line therapy for patients with receptor-positive postmenopausal breast cancer. J Clin Oncol,2012,30（16）:1919-1925.

［4］Burris HA,Lebrun F,Rugo HS,et al. Health-related quality of life of patients with advanced breast cancer treated with everolimus plus exemestane versus placebo plus exemestane in the phase 3,randomized,controlled,BOLERO-2 trial. Cancer,2013,119（10）:1908-1915.

［5］Chia S,Gradishar W,Mauriac L,et al. Double-blind,randomized placebo controlled trial of fulvestrant compared with exemestane after prior nonsteroidal aromatase inhibitor therapy in post-menopausal women with hormone receptor-positive,advanced breast cancer:results from EFECT. J Clin Oncol,2008,26（10）:1664-1670.

［6］Johnston S,Pippen J Jr,Pivot X,et al. Lapatinib combined with letrozole versus letrozole and placebo as first-line therapy for postmenopausal hormone receptorpositive metastatic breast cancer. J Clin Oncol,2009,27（33）:5538-5546.

［7］Johnston SR,Kilburn LS,Ellis P,et al. Fulvestrant plus anastrozole or placebo versus exemestane alone after progression on non-steroidal aromatase inhibitors in postmenopausal patients with hormone-receptor-positive locally advanced or metastatic breast cancer（SoFEA）:a composite,multicentre,phase 3 randomised trial. Lancet Oncol,2013,14（10）:989-998.

［8］Kaufman B,Mackey JR,Clemens MR,et al. Trastuzumab plus anastrozole versus anastrozole alone for the treatment of postmenopausal women with human epidermal growth factor receptor 2-positive,hormone receptor-positive metastatic breast cancer:results from the randomized phaseⅢ TAnDEM study. J Clin Oncol,2009,27(33):5529-5537.

[9] Robertson JF,Lindemann JP,Llombart-Cussac A,et al. advanced breast cancer:follow-up analysis from the randomized "FIRST" study. Breast Cancer Res Treat,2012,136(2):503-511.

[10] Huober J,Fasching PA,Barsoum M,et al. Higher efficacy of letrozole in combination with trastuzumab compared to letrozole monotherapy as first-line treatment in patients with HER2-positive,hormone-receptor-positive metastatic breast cancer-results of the eLEcTRA trial. Breast,2012,21(1):27-33.

第三节 靶向治疗

HER-2阳性乳腺癌占整体乳腺癌患者的20%~30%,由于HER-2是乳腺癌的驱动基因,HER-2阳性常常预示患者预后差。随着针对HER-2靶点的抗HER-2药物的不断涌现,HER-2阳性乳腺癌患者的不良预后正在被逆转。HER-2阳性晚期乳腺癌的治疗强调以抗HER-2治疗为基础,在抗HER-2治疗的基础上联合化疗、内分泌治疗或靶向治疗药物。

一、适应证及治疗原则

1. 对于HER-2阳性[IHC(+++)或ISH显示HER-2基因扩增]的晚期乳腺癌患者,除非患者存在禁忌证,都应尽早开始抗HER-2治疗。HER-2状态未明确,应慎重决定是否使用抗HER-2治疗。

2. 复发转移性乳腺癌患者应尽量再次检测HER-2,

以明确复发转移灶的 HER-2 状态。对病情发展不符合 HER-2 状态特点的患者,更应重新检测 HER-2 表达,既可以是原发病灶,也可以是复发转移灶。

3. 当原发灶和转移灶检测结果不一致时,只要有一次 HER-2 阳性,就应推荐相应的抗 HER-2 治疗。

4. 尽管曲妥珠单抗单药治疗 HER-2 阳性复发转移乳腺癌有一定疗效,但更多临床研究显示,曲妥珠单抗与多种化疗药物具有协同增效作用,与化疗联合应用效果更好。

5. 对于 HER-2 阳性 /HR 阳性的晚期乳腺癌患者,优先考虑抗 HER-2 治疗联合化疗,对于达到疾病稳定的患者,化疗停止后,可考虑使用 HER-2 靶向治疗联合内分泌药物维持治疗。部分不适合化疗或进展缓慢的患者也可首先考虑抗 HER-2 治疗联合内分泌治疗。

6. 患者接受曲妥珠单抗联合化疗时,有效化疗应持续 6~8 周期,化疗停止后,可考虑曲妥珠单抗维持治疗,HER-2 靶向维持治疗最佳时间尚不明确,应权衡治疗疗效、耐受性及经济负担等情况决定。如患者获得完全缓解,可以在病情完全缓解后数年,部分患者暂停抗 HER-2 治疗,待病情再度进展后可恢复使用曾获益的抗 HER-2 药物治疗。

7. HER-2 阳性晚期乳腺癌脑转移发生率较高,治疗过程中出现脑转移,如果颅外病灶未进展,经有效的局部治疗后,可考虑继续使用原全身治疗方案。

二、HER-2 阳性晚期肿瘤的一线治疗选择

1. 既往蒽环类辅助化疗药物治疗失败的 HER-2 阳性复发转移乳腺癌,首选曲妥珠单抗联合紫杉类药物作为一线方案。曲妥珠单抗单一用药有效率为 15%~20%,与化疗联合应用时有效率更高、缓解期更

长。曲妥珠单抗联合多西他赛一线治疗晚期乳腺癌，有效率达 61%、TTP11.7 个月、中位 OS 31.2 个月，明显高于单一多西他赛组（34%、6.1 个月和 22.7 个月），其疗效具有显著差异。有临床研究比较了曲妥珠单抗 + 紫杉醇 + 卡铂与曲妥珠单抗 + 紫杉醇、曲妥珠单抗 + 多西他赛 + 卡培他滨与曲妥珠单抗 + 多西他赛作为一线方案的疗效，其结果显示三药联合的客观缓解率和中位无进展生存期（PFS）优势更明显。临床中选择化疗用药时应考虑既往治疗、联合用药的毒性，根据不同患者情况选择联合或单药的化疗方案。抗 HER-2 治疗的最佳持续时间尚不明确，如果没有出现疾病进展或不可耐受毒性，曲妥珠单抗治疗可持续使用至疾病进展。

2. 紫杉类化疗药物治疗失败的 HER-2 阳性乳腺癌，曲妥珠单抗也可与长春瑞滨、卡培他滨、吉西他滨等化疗药物联合。鉴于曲妥珠单抗联合蒽环类药物治疗可导致心脏毒性发生率增加，不推荐作为晚期一线治疗选择。

3. 在曲妥珠单抗联合紫杉类药物的基础上加用帕妥珠单抗进一步延长患者生存期，中位生存期达56.5 个月。美国国立综合癌症网络（NCCN）指南推荐帕妥珠单抗加曲妥珠单抗联合紫杉类药物为一线首选方案。但目前帕妥珠单抗尚未在国内批准上市，目前我国 HER-2 阳性晚期乳腺癌一线首选仍是曲妥珠单抗联合紫杉类为主的治疗，肿瘤缓解率可达 50%~60%或以上，生存期显著延长。

4. 辅助治疗使用过曲妥珠单抗治疗的晚期乳腺癌患者，建议所有患者仍应继续抗 HER-2 治疗。对停用曲妥珠单抗至复发间隔时间 >12 个月的患者，仍推荐选用曲妥珠单抗或曲妥珠单抗和帕妥珠单抗联合细胞毒药物作为一线方案;而停用曲妥珠单抗至复发间隔时间≤12个月的患者则建议选用二线抗HER-2方案治疗。

5. 辅助治疗未使用过曲妥珠单抗的患者,一线首选曲妥珠单抗联合化疗,一般不推荐一线使用拉帕替尼联合化疗,因其疗效和安全性均不及曲妥珠单抗联合化疗。

6. 对于HER-2阳性/HR阳性的患者,如不适合化疗或病情进展缓慢者,可以考虑抗HER-2治疗联合内分泌药物作为一线治疗选择。

三、经曲妥珠单抗治疗后疾病进展的治疗选择

经曲妥珠单抗治疗病情进展后,仍应持续使用抗HER-2靶向治疗,临床研究显示继续抑制HER-2通路能够持续给患者带来生存获益,一旦停药,肿瘤会迅速生长。目前将曲妥珠单抗耐药分为原发性耐药和获得性耐药。原发耐药定义为:一线治疗转移性乳腺癌后3个月内或在治疗8~12周进行首次影像学评估时进展;或曲妥珠单抗辅助治疗后12个月内出现复发转移。获得性耐药定义为:含曲妥珠单抗方案治疗曾经有效,6个月后出现疾病进展。当一线治疗后病情进展时,可选择以下治疗策略。

1. 继续使用曲妥珠单抗,更换其他化疗药物　一项Ⅲ期临床研究结果显示,曲妥珠单抗治疗疾病进展的转移性HER-2阳性乳腺癌,继续使用曲妥珠单抗联合卡培他滨,其客观缓解率(ORR)和至肿瘤进展时间(TTP)均优于单用卡培他滨,且生存期明显延长,肯定了持续使用曲妥珠单抗治疗的价值和生存获益。尤其在当前T-DM1和帕妥珠单抗在我国未上市的情况下,继续曲妥珠单抗并换用化疗药物不失为可行的治疗选

择。除紫杉类药物外,可更换的化疗药包括长春瑞滨、卡培他滨、吉西他滨、白蛋白结合型紫杉醇、多柔比星脂质体等。

2. 换用其他抗 HER-2 靶向药物　拉帕替尼联合卡培他滨与卡培他滨单药相比,显著延长至疾病进展时间,是曲妥珠单抗治疗病情进展后的首选方案之一。此外、拉帕替尼还可与紫杉醇或长春瑞滨周疗方案联合使用。T-DM1 单药治疗曲妥珠单抗治疗失败的 HER-2 阳性转移性乳腺癌,疗效优于拉帕替尼联合卡培他滨方案,中位 PFS 分别为 9.6 个月及 6.4 个月,在 OS 方面,T-DM1 也具有显著优势,因此,T-DM1 单药治疗是目前国际上曲妥珠单抗治疗失败后的二线首选治疗方案,但在国内 T-DM1 尚未上市。

3. 双靶向非细胞毒药物方案　曲妥珠单抗联合拉帕替尼双靶向可显著延长患者的 PFS,且 PFS 维持 6 个月以上的患者比例也显著高于单靶治疗组,二者分别为 28% 及 13%(P=0.003),中位 OS 分别为 14 个月及 9.5 个月,OS 达 6 个月的患者比例较单靶治疗组高 10%,达 12 个月的患者比例较单靶治疗组高 15%。因此,拉帕替尼联合曲妥珠单抗的双靶向治疗是曲妥珠单抗耐药后的治疗选择之一。但目前尚缺乏曲妥珠单抗联合拉帕替尼优于曲妥珠单抗联合化疗的证据。

四、HER-2 阳性晚期乳腺癌治疗方案

1. HER-2 阳性晚期乳腺癌一线治疗方案

曲妥珠单抗 + 多西他赛:

多西他赛 75~100mg/m², iv, 第 1 天

曲妥珠单抗 8mg/kg(首剂)~6mg/kg, iv, 第 1 天

21 天为 1 个周期

曲妥珠单抗 + 多西他赛 + 卡培他滨：

多西他赛 75mg/m^2, iv, 第 1 天

卡培他滨 1000mg/m^2 po, 每天 2 次, 第 1~14 天

曲妥珠单抗 8mg/kg（首剂）~6mg/kg, iv, 第 1 天

21 天为 1 个周期

曲妥珠单抗 + 紫杉醇：

紫杉醇 80mg/m^2, iv, 每周 1 次

或 175mg/m^2, iv, 第 1 天, 每 3 周 1 次

曲妥珠单抗 4mg/kg（首剂）~2mg/kg, iv, 每周 1 次

或曲妥珠单抗 8mg/kg（首剂）~6mg/kg, iv, 第 1 天,

每 3 周 1 次

曲妥珠单抗 + 紫杉醇 + 卡铂周疗：

紫杉醇 80mg/m^2, iv, 第 1、8、15 天

卡铂 AUC=2, iv, 第 1、8、15 天

曲妥珠单抗 4mg/kg（首剂）~2mg/kg, iv, 每周 1 次

28 天为 1 个周期

曲妥珠单抗 + 长春瑞滨：

长春瑞滨 25mg/m^2, iv, 第 1、8、15 天

曲妥珠单抗 4mg/kg（首剂）~2mg/kg, iv, 每周 1 次

28 天为 1 个周期

曲妥珠单抗 + 帕妥珠单抗 + 多西他赛：

多西他赛 75~100mg/m^2, iv, 第 1 天

曲妥珠单抗 8mg/kg（首剂）~6mg/kg, iv, 第 1 天

帕妥珠单抗 840mg iv（首剂）~420mg, iv, 第 1 天

21 天为 1 个周期

2. 使用过曲妥珠单抗的其他治疗方案

拉帕替尼 + 卡培他滨：

拉帕替尼 1250mg,po,每天 1 次,第 1~21 天

卡培他滨 1000mg/m², po,每天 2 次,第 1~14 天

21 天为 1 周期

曲妥珠单抗 + 拉帕替尼：

拉帕替尼 1000mg,po,每天 1 次

曲妥珠单抗 4mg/kg(首剂)~2mg/kg,iv,每周 1 次

或曲妥珠单抗 8mg/kg(首剂)~6mg/kg,iv,第 1 天,每 3 周 1 次

（李　青）

参考文献

[1] Slamon DJ, Leyland-Jones B, Shak S, et al. Use of chemotherapy plus a monoclonal antibody against HER2 for metastatic breast cancer that overexpresses HER2. N Engl J Med, 2001, 344(11): 783-792.

[2] Marty M, Cognetti F, Maraninchi D, et al. Randomized phase II trial of efficacy and safety of trastuzumab combined with docetaxel in patients with human epidermal growth factor receptor 2-positive metastatic breast cancer administered as first-line treament: the M77001 study group. J Clin Oncol, 2005, 23(19): 4265-4274.

[3] Johnston S, Pippen Jr J, Pivot X, et al. Lapatinib combined with letrozole versus letrozole and placebo as first-linetherapy for postmenopausal hormone receptor-positive metastatic breast cancer. J Clin Oncol, 2009, 27(33): 533-546.

［4］Cameron D,Casey M,Press M,et al. A phase Ⅲ randomized comparison of lapatinib plus capecitabine versus capecitabine alone in women with advanced breast cancer that has progressed on trastuzumab：updated efficacy and biomarker analyses. Breast Cancer Res Treat,2008,112（3）:533-543.

［5］Pegram M,Liao J. Trastuzumab treatment in multiple lines：current data and future directions. Clin Breast Cancer,2012,12（1）:10-18.

［6］von Minckwitz G,du Bois A,Schmidt M,et al. Trastuzumab beyond progression in human epidermal growth factor receptor 2-positive advanced breast cancer：a german breast group 26/breast international group 03-05 study. J Clin Oncol,2009,27（12）:1999-2006.

［7］Blackwell KL,Burstein HJ,Storniolo AM,et al. Randomized study of Lapatinib alone or in combination with trastuzumab in women with ErbB2-positive,trastuzumab-refractory metastatic breast cancer. J Clin Oncol,2010,28（7）:1124-1130.

［8］江泽飞,邵志敏,徐兵河. 中国抗癌协会乳腺癌专业委员会：人表皮生长因子受体2阳性乳腺癌临床治疗专家共识2016. 中华医学杂志,2016,96（14）:1091-1096.

［9］Baselga J,Gelmon KA,VermaS,et al. Phase Ⅱ trial of pertuzumab and trastuzumab in patients with human epidermal growth factor receptor 2-positive metastatic breast cancer that progressed during prior trastuzumab therapy. J Clin Oncol,2010,28（7）:1138-1144.

［10］Junttila TT,Li G,Parsons K,et al. Trastuzumab-DM1（T-DM1）retains all themechanisms of actionoftrastuzumaband efficiently inhibitsgrowth of lapatinibinsensitivebreastcancer. Breast Cancer Res Treat,2011,128（2）:347-356.

第六章 乳腺癌相关辅助用药原则与规范

第一节 止 呕 治 疗

乳腺肿瘤晚期发生转移引发合并症时,以及抗乳腺癌治疗(包括化疗、分子靶向药物治疗、阿片类止痛治疗、放疗以及手术等),都可能引起患者恶心呕吐。

恶心呕吐对患者的身心具有明显的负面影响,降低患者的生活质量和治疗依从性,严重时不得不终止抗乳腺癌治疗。因此,积极、合理地预防和处理乳腺癌相关的恶心呕吐,对提高乳腺癌患者生活质量和保证治疗顺利进行具有重要意义。

止吐治疗的目的是预防乳腺癌相关恶心及呕吐。止呕剂的选择应基于所采用的治疗的催吐风险、之前止呕剂的应用和患者本身因素。

乳腺癌患者发生的呕吐在病因学上的分类包括两种,即疾病相关性呕吐和治疗相关性呕吐。疾病相关性呕吐由疾病本身所造成,如脑转移、胃肠道梗阻、前庭功能障碍、电解质紊乱、尿毒症、胃瘫、恶性腹水以及心因性呕吐等;而治疗相关性呕吐则由针对肿瘤治疗所产生的不良反应导致,主要包括化疗、分子靶向治疗、放疗、阿片类药物止痛治疗以及肿瘤切除术后所致。

一、乳腺癌相关呕吐的处理

（一）疾病相关性呕吐的处理

1. 明确呕吐原因，针对原因进行治疗，如脑转移者给予脱水、胃肠道梗阻者给予胃肠减压等处理。

2. 非特异性的恶心呕吐，给予多巴胺受体拮抗剂或苯二氮䓬类药物，尤其适用于焦虑所致的恶心呕吐。

3. 顽固性恶心呕吐，可使用 5- 羟色胺受体拮抗剂和（或）抗胆碱能药物和（或）抗组胺药物，糖皮质激素，持续止吐药物滴注，安定类药物甚至大麻类药物。针灸和镇静剂也可考虑。

4. 注意剧烈呕吐有可能引起上消化道出血，另须注意电解质平衡。

（二）治疗相关性呕吐的处理

1. 抗肿瘤药物所致恶心呕吐 不同抗肿瘤药物的催吐风险不同（表 6-1、表 6-2）。患者需要在整个过程中预防恶心呕吐的风险。口服和静脉给药的 $5-HT_3$ 受体拮抗剂在给予合适剂量时具有相同的效力。

表 6-1 常用口服抗乳腺癌药物的催吐分级

催吐风险	药物	
中 - 高度催吐风险 （呕吐发生率≥30%）	环磷酰胺[≥100mg/（m² · d）]	
轻微 - 低催吐风险 （呕吐发生率 <30%）	阿法替尼 卡培他滨 环磷酰胺[<100mg/（m² · d）] 依维莫司 拉帕替尼	甲氨蝶呤 帕博西尼 索拉非尼 舒尼替尼

表 6-2 常用静脉抗乳腺癌药物的催吐分级

催吐风险	药物	
高度催吐危险（致呕率>90%）	静脉给药	
	顺铂	卡莫司汀 >250mg/m^2
	多柔比星或表柔比星 + 环磷酰胺（AC）	多柔比星 ≥60mg/m^2
	环磷酰胺 ≥1500mg/m^2	表柔比星 >90mg/m^2
	卡铂 AUC≥4	
中度催吐危险（致呕率30%~90%）	卡铂	甲氨蝶呤 ≥250mg/m^2
	卡莫司汀 ≤250mg/m^2	多柔比星 <60mg/m^2
	环磷酰胺 ≤1500mg/m^2	表柔比星 ≤90mg/m^2
	卡铂 AUC<4	
低度催吐危险（致呕率10%~30%）	多西他赛	紫杉醇
	多柔比星（脂质体）	白蛋白结合型紫杉醇
	氟尿嘧啶	培美曲塞
	吉西他滨	T-DM1
	甲氨蝶呤 50~250mg/m^2	
轻微催吐危险（致呕率<10%）	贝伐单抗	长春瑞滨
	帕托珠单抗	右丙亚胺（右雷佐生）
	曲妥珠单抗	甲氨蝶呤 <50mg/m^2

（1）分类：按照发生时间,化疗所致恶心呕吐（CINV）通常可以分为急性、延迟性、预期性、暴发性及难治性 5 种类型。

1）急性恶心呕吐：一般发生在给药数分钟至数小时,并在给药后 5~6 小时达高峰,但多在 24 小时内缓解。

2）延迟性恶心呕吐：多在化疗 24 小时之后发生,

常见于顺铂、卡铂、环磷酰胺和多柔比星化疗时,可持续数天。

3)预期性恶心呕吐:在前一次化疗时经历了难以控制的 CINV 之后,在下一次化疗开始之前即发生的恶心呕吐,是一种条件反射,主要由于精神、心理因素等引起。恶心比呕吐常见。由于年轻患者往往比老年患者接受更强烈的化疗,并且控制呕吐的能力较差,容易发生预期性恶心呕吐。

4)暴发性呕吐:即使进行了预防处理但仍出现的呕吐,并需要进行"解救性治疗"。

5)难治性呕吐:在以往的化疗周期中使用预防性和(或)解救性止吐治疗失败,而在接下来的化疗周期中仍然出现呕吐。

(2)治疗原则

1)预防为主:在肿瘤相关治疗开始前,应充分评估呕吐发生风险,制订个体化的呕吐防治方案。如在化疗前给予预防性的止吐治疗,在末剂化疗后接受高度和中度催吐风险药物进行化疗的患者,恶心、呕吐风险分别至少持续 3 天和 2 天。因此在整个风险期,均需对呕吐予以防护。

2)止吐药的选择:主要应基于抗肿瘤治疗药物的催吐风险、既往使用止吐药的经历以及患者本身因素。

3)对于多药方案,应基于催吐风险最高的药物来选择止吐药。联合应用若干种止吐药能够更好地控制恶心和呕吐,特别是采用高度催吐化疗时。

4)在预防和治疗呕吐的同时,还应该注意避免止吐药物的不良反应。

5)良好的生活方式也能缓解恶心和呕吐,例如少吃多餐,选择健康有益的食物,控制食量,不吃冰冷或过热的食物等。

6）应注意可能导致或者加重肿瘤患者恶心呕吐的其他影响因素。

（3）预防

1）高度催吐性化疗方案所致恶心和呕吐的预防：推荐在化疗前采用三药方案，包括单剂量 5-HT$_3$ 受体拮抗剂、地塞米松和 NK-1 受体拮抗剂。三药方案对于顺铂所致恶心呕吐的预防推荐为 1 级别，对于其他的高催吐方案均为 2A 级别。

2）中度催吐性化疗方案所致恶心和呕吐的预防：推荐第 1 天采用 5-HT$_3$ 受体拮抗剂联合地塞米松，第 2 和第 3 天继续使用地塞米松。对于卡铂≥300mg/m^2、环磷酰胺≥600~1000mg/m^2 和多柔比星≥50mg/m^2 所致恶心呕吐预防的推荐级别为 1 级别；其他的除特殊标注之处，均为 2A 级别。对于有较高催吐风险的中度催吐性化疗方案，例如卡铂≥300mg/m^2、环磷酰胺≥600~1000mg/m^2 和多柔比星≥50mg/m^2，推荐在地塞米松和 5-HT$_3$ 受体拮抗剂的基础上加阿瑞匹坦（2A）。

3）低度催吐性化疗方案所致恶心和呕吐的预防：建议使用单一止吐药物，如地塞米松、5-HT$_3$ 受体拮抗剂预防呕吐（2A）。

4）轻微催吐性化疗方案所致恶心和呕吐的预防：对于无恶心和呕吐史的患者，不必在化疗前常规给予止吐药物（2A）。尽管恶心和呕吐在该催吐水平药物治疗中并不常见，但如果患者发生呕吐，后续化疗前仍建议给予高一个级别的止吐治疗方案（2A）。

5）多日化疗所致恶心及呕吐的预防：5-HT$_3$ 受体拮抗剂联合地塞米松是预防多日化疗所致 CINV 的标准治疗，通常主张在化疗期间每日使用第一代 5-HT$_3$

受体拮抗剂,地塞米松应连续使用至化疗结束后 2~3 天(2A)。对于高度催吐性或延迟性恶心呕吐高风险的多日化疗方案,可以考虑加入阿瑞匹坦(2A)。同时,需要注意的是,常用止呕药物甲氧氯普胺属于多巴胺受体拮抗剂,能阻断下丘脑多巴胺受体,抑制催乳素抑制因子,可促进催乳素的分泌,而高催乳素血症同乳腺肿瘤之间的关系尚不明确,因此不建议对乳腺癌患者使用甲氧氯普胺。化疗所致恶心呕吐预防概要见表 6-3、表 6-4。

(4)解救性止吐治疗:解救性治疗的基本原则是酌情给予不同类型的止吐药。

1)重新评估药物催吐风险、疾病状态、并发症和治疗;注意各种非化疗相关性催吐原因,如脑转移、电解质紊乱、肠梗阻、肿瘤侵犯至肠道或其他胃肠道异常,或其他合并症。重新审视上一次无效的止吐方案,考虑更换止吐药物。

2)针对催吐风险确定给予患者的最佳治疗方案。如果呕吐患者口服给药难以实现,可以经直肠或静脉给药;必要时选择多种药物联合治疗,同时可以选择不同方案或不同途径。

3)考虑在治疗方案中加入劳拉西泮和阿普唑仑。

4)考虑在治疗方案中加入奥氮平替代 5-HT$_3$ 受体拮抗剂。

5)保证足够的液体供应,维持水、电解质平衡,纠正酸碱失衡。

6)除 5-HT$_3$ 受体拮抗剂外,可选择其他药物辅助治疗:包括劳拉西泮、屈大麻酚、大麻隆、氟哌啶醇、奥氮平、东莨菪碱、丙氯拉嗪和异丙嗪等(均为 2A 推荐)。

表 6-3　预防静脉抗肿瘤药物所致恶心呕吐概要

催吐风险	急性	延迟性	证据/推荐级别
高度（呕吐发生率>90%）	5-HT$_3$RA+DXM+NK-1RA±劳拉西泮±H$_2$受体拮抗剂或质子泵抑制剂[a]	DXM+NK-1RA±劳拉西泮±H$_2$受体拮抗剂或质子泵抑制剂[a]	1
中度（呕吐发生率30%~90%）	5-HT$_3$RA+DXM±NK-1RA[b]±劳拉西泮±H$_2$受体拮抗剂或质子泵抑制剂[a]	5-HT$_3$RA+DXM±NK-1RA[b]±劳拉西泮±H$_2$受体拮抗剂或质子泵抑制剂[a]	2A
低度（呕吐发生率10%~30%）	DXM；丙氯拉嗪±劳拉西泮±H$_2$受体拮抗剂或质子泵抑制剂[a]	无常规预防	2A
轻微（呕吐发生率<10%）	无常规预防	无常规预防	2A

注：5-HT$_3$RA:5-HT$_3$受体拮抗剂；DXM:地塞米松；NK-1RA:NK-1受体拮抗剂；[a]:H$_2$受体拮抗剂或质子泵抑制剂选择性用于有胃部疾病的患者；[b]:NK-1受体拮抗剂仅选择性用于中度催吐风险的部分患者，例如卡铂≥300mg/m^2，环磷酰胺≥600~1000mg/m^2，多柔比星≥50mg/m^2[引自《肿瘤治疗相关呕吐防治指南》（2014版）]

表 6-4　预防口服抗肿瘤药物所致恶心呕吐概要

催吐风险	急性	延迟性	证据/推荐级别
高度-中度	$5-HT_3RA \pm$ 劳拉西泮 $\pm H_2$ 受体拮抗剂或质子泵抑制剂[a]	无常规预防	2A
低度-轻微	无常规预防	无常规预防	2A

注:参见表 6-3

（5）预期性恶心和呕吐的治疗:预期性恶心呕吐发生率一般随着化疗次数的增加而升高。且一旦发生,治疗较为困难,所以预防其发生最为关键,预防途径是尽可能在每周期化疗中控制急性和迟发性恶心呕吐的发生,同时避免异味等不良环境因素刺激。行为治疗,尤其是渐进式肌肉放松训练、系统脱敏疗法和催眠,可用于治疗预期性恶心和呕吐。苯二氮䓬类可以降低预期性恶心和呕吐的发生,但其有效性随化疗的持续而倾向于下降。可用药物有阿普唑仑和劳拉西泮等。

（6）难治性恶心和呕吐的治疗:目前,尚无随机、双盲试验在此类情况下对止吐药的应用进行研究。对于难治性恶心和呕吐患者,相关治疗可参见解救性治疗。

（7）同步放化疗所致呕吐的预防和治疗:同步放化疗乳腺癌患者应根据化疗的催吐强度来接受预防性止吐药治疗。

二、放疗所致恶性呕吐的处理

根据不同照射部位的催吐风险不同,乳腺放疗属于轻微催吐性风险,因此无需常规进行预防性给药,可考虑使用多巴胺受体拮抗剂或 5-HT$_3$ 受体拮抗剂作为补救治疗。

三、阿片类药物所致恶心呕吐的处理

恶心呕吐是阿片类药物最常见的不良反应。呕吐中枢接受来自阿片、大麻素、5-HT$_3$、5-HT$_4$、多巴胺 D$_2$、胆碱能及组胺等多种受体组成的化学感应带的刺激，可能是阿片类药物导致恶心呕吐的主要原因。推荐以 5-HT$_3$ 受体拮抗剂、地塞米松或氟哌啶醇的一种或两种作为首选预防药（2A）。如果仍发生恶心呕吐，可叠加另一种药物（2B），或对顽固性恶心呕吐加用小剂量吩噻嗪类药、抗胆碱药（东莨菪碱），或阿瑞匹坦（C）。已证明作用机制不同的药物可发挥相加或协同作用（2A）。不同 5-HT$_3$ 受体拮抗剂的疗效相似。NK-1 受体拮抗剂阿瑞匹坦，对阿片类药物所致恶心呕吐的治疗，作用与 5-HT$_3$、地塞米松及氟哌啶醇相似。

四、肿瘤切除手术所致恶心呕吐的处理

术后恶心呕吐（postoperative nausea and vomiting，PONV）的高危因素如表 6-5 所示。其中女性，有晕动病或 PONV 病史，非吸烟酗酒，使用阿片类或曲马多等药物镇痛以及年轻是主要的 PONV 危险因素。具备上述任一种情况者即为低危患者，具备 2 种情况为中危患者，3 种或 3 种以上即为高危患者。

药物预防和治疗原则：①对有危险因素的患者，应根据危险因素的多少酌情采用 1~3 种止吐药物进行预防；②无论是预防或治疗，不同作用机制的止吐药物合用，作用相加而不良反应无明显叠加，联合用药的防治作用均优于单一用药；③增加药物剂量或重复使用同

作用机制的药物，往往不能显著提高防治恶心呕吐效果；④预防用药应考虑药物起效和持续作用时间，一般应于手术结束前给予静脉负荷量，以后再持续或依据作用时间间断给药（表6-6）。

表6-5　术后恶心呕吐高危因素

患者因素	女性； 非吸烟酗酒； 有术后恶心呕吐史； 晕动病史； 年轻； 术前有焦虑或胃瘫者
麻醉因素	术中和术后使用阿片类或曲马多镇痛药； 使用氧化亚氮，硫喷妥钠，依托咪酯或氯胺酮麻醉； 术中缺氧，低血压或容量不足
手术因素	手术时间长，尤其是持续3小时以上的手术； 某些部位或类型手术（腹腔镜手术，胃肠道手术，神经外科手术，头面部整形手术等）

注：引自《肿瘤治疗相关呕吐防治指南》（2014版）

表6-6　术后恶心呕吐的预防和治疗的药物推荐

一线药物	糖皮质激素[1]、5-HT$_3$受体拮抗剂[2]、丁酰苯类[3]
二线药物	小剂量氯丙嗪[4]、阿瑞匹坦、帕洛诺司琼、东莨菪碱透皮贴剂[5]

注：[1]：地塞米松发挥作用约需3小时，应在术前、术中或给予阿片类药物以前给药，常用剂量5~10mg，1天2次；甲泼尼龙，20~40mg/d。[2]：昂丹司琼每6~8小时4~8mg，或格拉司琼2mg，1天1~2次，或多拉司琼，100mg/d。[3]：氟哌利多15~25mg/d；氟哌啶醇10~15mg/d。[4]：氯丙嗪因可引起血管扩张、血压下降和深度镇静，昏睡，仅用于顽固性术后恶心呕吐且用量应小（每次5~10mg）。[5]：需在手术前或手术结束前4小时给予，作用持续72小时。[引自《肿瘤治疗相关呕吐防治指南》（2014版）]

五、止呕药物的不良反应及处理

1. 便秘　便秘是 5-HT$_3$ 受体拮抗剂最常见的不良反应。处理方法:①饮食活动指导;②腹部按摩;③针灸或艾灸:足三里等穴位;④药物防治:缓泻剂或使用开塞露等;⑤用药无效时,可直接经肛门将直肠内粪块掏出,或用温盐水低压灌肠,但对颅内压增高者慎用。

2. 腹胀　腹胀是应用止吐药物的不良反应之一。处理方法:①轻度腹胀,不需特殊处理。明显腹胀则应禁食、胃肠减压、肛管排气及应用解痉剂。②中医药:灌肠、按摩、针刺或艾灸。③腹胀严重导致肠麻痹时间较长,可应用全肠外营养,用生长抑素减少消化液的丢失,也可进行高压氧治疗置换肠腔内的氮气,减轻症状。

3. 头痛　是 5-HT$_3$ 受体拮抗剂的常见不良反应。处理方法:①当频率较低、强度不强时,可用热敷;②按摩:抚摩前额,揉太阳穴,做干洗脸动作;③针灸:太阳、百会、风府、风池等穴位,或灸法气海、足三里、三阴交等穴位;④药物治疗:在头痛发作时给予解热镇痛药,重症者可用麦角胺咖啡因。

六、对症支持及护理宣教

1. 环境与支持　制造愉悦的环境,转移患者的注意力,有助于稳定情绪,减轻恶心呕吐症状。此外,护理心理、社会因素与癌症患者的存活质量和生存期具有明显的相关性,因此对于癌症患者的心理治疗尤为重要。应积极做好患者家属和周围人群的健康教育,形成良好的社会支持系统,多安慰和鼓励患者。

2. 营养支持　加强饮食护理,制订饮食计划,调整饮食方式,少食多餐,在治疗前后 1~2 小时避免进食。呕吐频繁时,在 4~8 小时内禁饮食,必要时可延长至 24

小时,再缓慢进流质饮食。注意维持电解质平衡。

3. 中医药治疗 尤其在预防延迟性呕吐具有一定的优势。中西医药物综合治疗常可以提高急性呕吐的控制率,并且提高延迟性呕吐的控制率。

(李 卉 王 浩)

参考文献

[1] 中国抗癌协会癌症康复与姑息治疗专业委员会(CRPC),中国临床肿瘤学会抗肿瘤药物安全管理专家委员会(ASMC).肿瘤治疗相关呕吐防治指南(2014 版).临床肿瘤学杂志,2014,19(3):263-272.

[2] 中国抗癌协会乳腺癌专业委员会.中国抗癌协会乳腺癌诊治指南与规范(2015 版).中国癌症杂志,2015,25(9):692-754.

[3] National Comprehensive Cancer Network. NCCN Clinical PracticeGuidelines in Oncology:Antiemesis,V. 2. 2017. Available athttps://www. nccn. org/store/login/login. aspx? ReturnURL=https://www. nccn. org/professionals/physician_gls/pdf/antiemesis. pdf. Accessed March 28,2017.

[4] Multinational Association of Supportive Care in Cancer™. MASCC/ESMO Antiemetic Guideline 2016[EB/OL]. 2016 V. 1. 2. Available at http://www. mascc. org/assets/Guidelines-Tools/mascc_antiemetic_guidelines_english_2016_v. 1. 2. pdf. Accessed March 2016.

第二节 髓系生长因子治疗

骨髓生长因子(myeloid growth factors,MGFs)是一

类调节髓系造血细胞增殖、分化、存活以及功能性激活的生物糖蛋白。对于肿瘤治疗后骨髓抑制的患者,髓系生长因子治疗可以有效降低中性粒细胞减少的发生,从而最大程度地避免发生粒细胞缺乏发热。

一、巨噬细胞集落刺激因子与粒细胞集落刺激因子

巨噬细胞集落刺激因子(granulocyte-macrophage colony-stimulating factor,GM-CSF)在体内具有广泛刺激造血的作用,不仅对中性粒细胞发挥调节作用,还刺激其他所有粒细胞、粒系祖细胞等的增殖与分化,增强粒细胞、单核细胞、嗜酸性粒细胞、巨噬细胞的功能,从而提高抗感染免疫力;而粒细胞集落刺激因子(granulocyte colony-stimulating factor,G-CSF)则来源于巨噬细胞、内皮细胞等,具有特异性,其主要作用是促进粒细胞集落形成单位(granulocyte colony-forming units,CFU-G)转换成中性粒细胞,并促进中性粒细胞释放入血、提高其细胞毒作用和杀菌功能。

目前临床应用较多的骨髓生长因子包括:重组人粒细胞集落刺激因子(granulocyte colony-stimulating factor,G-CSF;非格司亭)和粒细胞-巨噬细胞集落刺激因子(granulocyte-macrophage colony-stimulating factor,GM-CSF;沙格司亭)。近些年新上市的聚乙二醇化重组人粒胞集落刺激因子(pegylated granulocyte colony-stimulating factor,PEG-rhG-CSF,培非格司亭)在临床上应用日益广泛,对恶性肿瘤的治疗提供了强有力的支持。

二、临床应用

(一)化疗后预防性使用

1. 预计会出现中性粒细胞减少时在化疗给药后

预防性使用("一级预防")。此种情况常见于为了维持具有生存益处的剂量密集化疗或大剂量化疗策略时;或当给定方案的中性粒细胞减少性发热预计发病率约为 20% 或更高时。而对于所接受方案的风险介于 10%~20% 的患者,根据长期中性粒细胞减少导致并发症增加的其他危险因素,个体化地使用一级预防。

2. 先前化疗周期引起中性粒细胞减少性发热的患者在再治疗期间使用(二级预防),以及对于无发热的中性粒细胞减少(非发热性中性粒细胞减少)患者使用 G-CSF 以缩短化疗所致严重中性粒细胞减少的持续时间。二级预防的目标是维持化疗剂量强度的同时避免剂量减低,尤其适用于给予化疗可治愈的肿瘤(如淋巴瘤、恶性生殖细胞肿瘤、早期乳腺癌)。

(二)中性粒细胞减少的治疗性使用

患者感染相关并发症风险较高或者存在预后不良因素,则可以考虑使用。

1. 预期的长期(>10 日)或Ⅳ度中性粒细胞减少。

2. 年龄大于 65 岁。

3. 肺炎或其他临床确诊感染、脓毒症综合征、侵袭性真菌感染、先前发热性中性粒细胞减少。

4. 住院期间发生的发热。

(三)放疗

单纯放疗后出现粒细胞缺乏且预计时间较长时,可给予 G-CSF(同步放化疗时,尤其纵隔放疗患者不宜使用)。

三、用法用量

多项临床试验表明,接受化疗的肿瘤患者使用 G-CSF 和 GM-CSF 都能有效降低中性粒细胞减少性发热和感染性并发症的发病率。因此,建议药物的选择应根据便利性、成本和临床情况（表6-7）。

表6-7　药物剂量表

药物	用法用量	用药须知
重组人粒细胞集落刺激因子 rhG-CSF	5μg/(kg·d)，静注；或 2μg/(kg·d)，皮下注射。最大剂量：10μg/(kg·d)	不良反应：发热、腰背部疼痛、肝酶升高、皮疹；过敏等。严重肝、肾以及心、肺功能障碍者禁用。老年人、孕妇、哺乳期及过敏体质者慎用
重组人粒细胞-巨噬细胞刺激因子 rhGM-CSF	2~5μg/(kg·d)，每日1次，皮下注射或静注。最大剂量：10μg/(kg·d)	不良反应：发热、寒战，胃肠道反应、过敏、肌肉疼痛、疲乏、一过性低血压，非特异性胸痛、口腔炎、水肿、感觉异常、体液潴留、心律失常。骨髓恶性疾病者禁用。严重心、肺疾病者慎用。孕妇、哺乳期及过敏体质者慎用
聚乙二醇化重组人粒细胞刺激因子 PEG-rhG-CSF	每个化疗周期内单次给予：成人6mg，皮下注射；儿童100μg/kg（最大剂量为6mg）	不良反应：白细胞增多、四肢骨痛、头痛、发热、肝肾功能异常、注射部位反应等；偶见超敏反应、毛细血管渗漏综合征、ARDS、脾大、脾破裂及肾小球肾炎。不适用于造血干细胞移植的外周血祖细胞动员。孕妇、哺乳期及过敏体质者慎用

(一) 短效制剂

用于一级和二级预防时,G-CSF 的推荐剂量为 $5\mu g/(kg \cdot d)$,而 GM-CSF 的推荐剂量为 $250\mu g/(m^2 \cdot d)$。为了减少成本,剂量通常选择最接近的瓶装剂量。治疗通常始于化疗停止后 24~72 小时,并通常持续治疗且每周监测 2 次血细胞计数,直到中性粒细胞达到 $(5~10) \times 10^9/L$;或持续治疗直到中性粒细胞恢复到临床可接受的水平。应避免在达到白细胞计数最低值之前过早停用 G-CSF 或 GM-CSF。

(二) 培非格司亭和其他长效药物

培非格司亭(聚乙二醇化的 G-CSF 制剂)具有较长的半衰期,可以实现单次剂量给药而不是每日给药。推荐剂量为成人 6mg,儿童 $100\mu g/kg$(最大剂量为 6mg),一般在化疗后 24 小时给予,且与计划的下一个化疗至少间隔 14 日。对于接受培非格司亭的患者,通常不常规监测血细胞计数。

对骨髓抑制重、化疗期间需要生长因子治疗的患者进行一级预防时,培非格司亭至少与短效 G-CSF 效果相当且给药更便利,因此多数情况下使用优于短效制剂。

(三) 注意事项

由于快速分裂的骨髓细胞对细胞毒化疗具有潜在敏感性,在下一次化疗前数日应该停用骨髓生长因子,并且骨髓生长因子不应该与化疗同日给予。临床试验的经验表明,如果在化疗同日或之前即刻给予骨髓生长因子,骨髓抑制会更严重。同理,若放疗针对的照射野含有活跃骨髓,也不应同时给予生长因子治疗。

(岳　健　袁　芃)

参考文献

[1] Freifeld AG, Bow EJ, Sepkowitz KA, et al. Clinical practice guideline for the use of antimicrobial agents in neutropenic patients with cancer: 2010 update by the infectious diseases society of america. Clin Infect Dis, 2011, 52 (4): e56-93.

[2] Smith TJ, Bohlke K, Lyman GH, et al. Recommendations for the Use of WBC Growth Factors: American Society of Clinical Oncology Clinical Practice Guideline Update. J Clin Oncol, 2015, 33 (28): 3199-3212.

[3] Aapro MS, Bohlius J, Cameron DA, et al. 2010 update of EORTC guidelines for the use of granulocyte-colony stimulating factor to reduce the incidence of chemotherapy-induced febrile neutropenia in adult patients with lymphoproliferative disorders and solid tumours. Eur J Cancer, 2011, 47 (1): 8-32.

[4] Ozer H, Armitage JO, Bennett CL, et al. 2000 update of recommendations for the use of hematopoietic colony-stimulating factors: evidence-based, clinical practice guidelines. American Society of Clinical Oncology Growth Factors Expert Panel. J Clin Oncol, 2000, 18 (20): 3558-3585.

[5] Spunt SL, Irving H, Frost J, et al. Phase Ⅱ, randomized, open-label study of pegfilgrastim-supported VDC/IE chemotherapy in pediatric sarcoma patients. J Clin Oncol, 2010, 28 (8): 1329-1336.

[6] Pfeil AM, Allcott K, Pettengell R, et al. Efficacy, effectiveness and safety of long-acting granulocyte colony-stimulating factors for prophylaxis of chemotherapy-induced neutropenia in patients with cancer: a systematic review. Support Care Cancer, 2015, 23

（2）:525-545.

［7］Green MD,Koelbl H,Baselga J,et al. A randomized double-blind multicenter phase Ⅲ study of fixed-dose single-administration pegfilgrastim versus daily filgrastim in patients receiving myelosuppressive chemotherapy. Ann Oncol,2003,14（1）:29-35.

［8］Holmes FA,O'Shaughnessy JA,Vukelja S,et al. Blinded, randomized,multicenter study to evaluate single administration pegfilgrastim once per cycle versus daily filgrastim as an adjunct to chemotherapy in patients with high-risk stage Ⅱ or stage Ⅲ/Ⅳ breast cancer. J Clin Oncol,2002,20（3）:727-731.

［9］Skarlos DV,Timotheadou E,Galani E,et al. Pegfilgrastim administered on the same day with dose-dense adjuvant chemotherapy for breast cancer is associated with a higher incidence of febrile neutropenia as compared to conventional growth factor support:matched case-control study of the Hellenic Cooperative Oncology Group. Oncology,2009,77（2）:107-112.

第三节　骨转移相关治疗

一、乳腺癌骨转移的治疗选择

乳腺癌骨转移是一种全身性的疾病,主要的治疗目的是:缓解骨转移所引起的疼痛,预防及延缓骨相关事件的发生,恢复功能,提高生活质量。骨相关事件包括:病理性骨折、脊髓压迫、高钙血症、缓解疼痛进行的骨放疗、预防或治疗脊髓压迫和病理性骨折而进行的骨手术。治疗骨转移的方法包括:止痛药、骨调节药物

（双膦酸盐）治疗、化学治疗、放射治疗，以及根据肿瘤的分子分型选择内分泌治疗及靶向治疗等。其他的治疗方案还包括：手术、对症支持及康复治疗。具体的治疗方案应结合患者的一般状况、病理分型、肿瘤负荷及进展速度等综合评估，个体化制订综合的治疗方案，同时应注意治疗相关的不良反应。

二、乳腺癌骨转移的局部治疗

放射治疗是用于乳腺癌骨转移病灶高度有效的治疗方案。骨痛是骨转移常见症状，承重骨发生病理性骨折将严重影响患者的生活质量。放疗转移的骨病灶可显著缓解骨痛及降低病理性骨折风险。针对骨转移病灶局部放疗的适应证：有症状的骨转移灶，用于缓解疼痛及恢复功能；选择性用于负重部位骨转移的预防性放疗，如脊柱或股骨转移。而骨转移病灶的手术治疗可最大限度地解决肿瘤对神经的压迫，缓解疼痛，恢复功能，提高患者的生活质量。

三、乳腺癌骨转移的全身治疗

对激素受体阳性的患者，若不合并内脏危象且无内分泌耐药情况，治疗优选内分泌治疗；对激素受体阴性、无进展间期短、疾病进展迅速、合并内脏危象及内分泌治疗无反应的患者，优选化学治疗；对 HER-2 阳性型患者选择含抗 HER-2 靶向药物治疗方案。除了乳腺癌的常规抗肿瘤药物全身治疗外，针对骨转移病灶的治疗还包括以下两大类药物。

1. 镇痛药　对骨转移所引起疼痛的治疗原则，参考 WHO 癌痛三阶梯模式，遵循无创给药途径，按阶梯给药，按时给药，个体化给药及注意止痛药的具体细节。三阶梯的止痛药物主要包括：非甾体类抗炎药、弱阿片类止痛药、强阿片类止痛药和辅助用药等。具体的使用模式可参考本章第四节"镇痛治疗"中的内容。

2. 双膦酸盐　双膦酸盐是体内焦磷酸盐的类似物，与骨有高度亲和力，优先转运至骨代谢活跃部位，可选择性抑制破骨细胞活性，诱导破骨细胞凋亡进而抑制骨破坏。第一代氯屈膦酸、第二代帕米膦酸、第三代唑来膦酸和伊班膦酸都有治疗乳腺癌骨转移的适应证，可用于治疗和预防骨相关事件，治疗骨痛和高钙血症。在临床应用中，存在明确骨转移的患者应考虑给予双膦酸盐为基础的治疗，可与放疗、化疗、内分泌治疗、靶向治疗、镇痛药联合使用（表6-8）。

表6-8　乳腺癌骨转移双膦酸盐用法及用量

药名	用法及用量
氯屈膦酸	1600mg/d，口服；或氯屈膦酸盐注射液300mg/d，>2小时静脉滴注连续5天，之后改为口服制剂
帕米膦酸	90mg，>2小时静脉滴注，每3~4周重复
唑来膦酸	4mg，>15分钟静脉滴注，每3~4周重复
伊班膦酸	6mg，>2小时静脉滴注，每3~4周重复；部分患者可采用冲击疗法，6mg/d，>2小时静脉滴注连续3天，之后每3~4周重复

双膦酸盐主要的不良反应为流感样症状，包括寒战、发热、疲乏、骨关节和肌肉痛，其他的还包括恶心、腹痛等消化道反应，低磷血症等。肾功能不良是少见的不良反应，建议使用双膦酸盐的患者每个月检测肾功能。当患者肾功能不全时（肌酐清除率 >30ml/min），应适当调整剂量或延长输注时间。下颌骨坏死是罕见的不良反应，见于长期接受双膦酸盐治疗的患者，尤其

是近期接受过口腔手术的患者,使用前应对口腔病变进行预防性治疗,对于需要进行牙科有创操作的患者,手术前后3个月避免使用唑来膦酸。使用双膦酸盐的患者应注意补充维生素 D 和钙剂,同时应重点关注患者的血肌酐、血清钙镁离子、磷酸盐的变化,注意口腔卫生,尽量避免有创的口腔手术包括拔牙在内,以减少颌骨坏死的风险。

关于双膦酸盐的治疗时长,大多数研究显示 2 年内的双膦酸盐安全且疗效肯定,但由于骨转移患者始终存在骨相关事件的风险,因此需要继续治疗以预防或延缓骨相关事件的发生,但超过 2 年的使用时长,其临床获益及安全性尚无高级别循证医学证据,均是回顾性研究,因此需要临床医生依据患者病情及耐受性,在定期监测下使用。若治疗过程中出现骨病灶进展或骨相关事件的发生,并不是停止使用双膦酸盐的依据,可考虑换用另一种双膦酸盐。

唑来膦酸和氯屈膦酸在绝经后早期乳腺癌中可以降低骨转移风险,预防和改善内分泌治疗引起的骨质丢失,提高总生存率。主要获益的是体内低雌激素水平的患者。目前指南推荐在绝经后乳腺癌患者,包括绝经前使用卵巢去势的患者在辅助治疗中应用双膦酸盐。但最终使用与否需要临床医生和患者对获益风险比进行权衡,应考虑到患者和疾病的特征、复发风险等共同决定(表 6-9)。

表 6-9　早期乳腺癌双膦酸盐用法及用量

药名	用法及用量
氯屈膦酸	1600mg/d,口服,持续 2~3 年
唑来膦酸	4mg,>15 分钟静脉滴注,每 6 个月 1 次,持续 3~5 年

地诺单抗虽然作用机制不完全相同,但有近似的疗效,由于暂未于国内上市,暂不详做讨论。

（王树森）

参考文献

[1] Van Poznak CH,Temin S,Yee GC,et al. American Society of Clinical Oncology executive summary of the clinical practice guideline update on the role of bone-modifying agents in metastatic breast cancer. J Clin Oncol,2011,29(9):1221-1227.

[2] Chow E,Harris K,Fan G,et al. Palliative radiotherapy trials for bone metastases:a systematic review. J Clin Oncol,2007,25 (11):1423-1436.

[3] British Association of Surgical Oncology Guidelines. The management of metastatic bone disease in the United Kingdom. The Breast Specialty Group of the British Association of Surgical Oncology. Eur J Surg Oncol,1999,25(1):3-23.

[4] Eidtmann H,de Boer R,Bundred N,et al. Efficacy of zoledronic acid in postmenopausal women with early breast cancer receiving adjuvant letrozole:36-month results of the ZO-FAST Study. Ann Oncol,2010,21(11):2188-2194.

[5] Gnant M,Mlineritsch B,Schippinger W,et al. Endocrine therapy plus zoledronic acid in premenopausal breast cancer. N Engl J Med,2009,360(7):679-691.

[6] Brufsky AM,Bosserman LD,Caradonna RR,et al. Zoledronic acid effectively prevents aromatase inhibitor-associated bone loss in postmenopausal women with early breast cancer receiving adjuvant letrozole:Z-FAST study 36-month follow-up results. Clin Breast Cancer,2009,9(2):77-85.

第四节　镇 痛 治 疗

癌症疼痛（cancer pain）是指癌症及癌症相关性病变所致的疼痛,癌症疼痛常为慢性疼痛。

根据癌症疼痛的引发原因可归为4类:

1. 癌症本身所导致的疼痛　常见于骨转移、癌肿压迫或浸润神经、脑膜及硬脑膜受侵犯、内脏受侵犯、皮肤受侵犯等。

2. 癌症相关性疼痛　晚期癌症疼痛出现的并发症,如压疮、便秘等病变都可能引起疼痛。

3. 抗肿瘤治疗相关性疼痛　化疗引发的神经性病变,放疗引起的皮肤黏膜炎、破溃等,手术创伤及瘢痕等引起的疼痛。

4. 癌症患者合并症引发的疼痛　癌症患者合并某些病变,如痛风、关节炎、强直性脊柱炎等引起的疼痛。

癌症患者发生的疼痛一般为两种或两种以上的原因所导致。

乳腺癌患者的镇痛治疗主要包括两方面:晚期癌症患者镇痛和乳腺癌手术术后镇痛。

一、疼痛的分级及疗效的评价

（一）疼痛的分级

0级:无痛

1级（轻度疼痛）:虽有疼感但仍可忍受,并能正常生活,睡眠不受干扰。

2级（中度疼痛）:疼痛明显,不能忍受,要求服用镇痛药物,睡眠受干扰。

3级（重度疼痛）:疼痛剧烈不能忍受,需要镇痛药物,睡眠严重受到干扰,可伴有自主神经功能紊乱表现或被动体位。

（二）止痛疗效的评价

由于疼痛是一主观现象,目前对给药后疗效的评价常用的方法有二:①主诉疼痛程度的变化;②划线法,即将疼痛分为 0-10 度(不痛、轻微疼痛到极度疼痛),让患者在服药后自己划线以表示疼痛程度的变化。这种方法已在很多国家应用,不仅可以明确表达患者疼痛的程度,而且可以反映给药后的动态变化。

疗效可根据以上记录分为:

完全缓解(CR):治疗后完全无痛。

部分缓解(PR):疼痛较给药前明显减轻,睡眠基本上不受干扰,能正常生活。

轻度缓解(MR):疼痛较给药前减轻,但仍感明显疼痛,睡眠仍受干扰。

无效(NP):与治疗前比较无减轻。

二、晚期乳腺癌的三阶梯镇痛治疗

晚期乳腺癌通常因为肿瘤局部压迫或浸润神经,或者脏器转移引起的疼痛,严重地影响了患者的生活质量,也降低了晚期乳腺癌患者接受姑息性抗肿瘤治疗的依从性,从而影响患者的生存时间。

控制癌症疼痛也是目前癌症姑息治疗的重要内容之一。1984 年,世界卫生组织癌症疼痛治疗专家委员会对于晚期癌症疼痛的患者,提出和推荐癌症疼痛三阶梯止痛治疗方法。1993 年 5 月,我国卫生部也公布了我国的癌症三级止痛阶梯疗法指导原则。三阶梯止痛疗法同样适用于缓解晚期乳腺癌患者的疼痛。

（一）三阶梯镇痛治疗具体方案

第一阶梯:轻度疼痛给予非阿片类(非甾体类抗

炎药)±辅助止痛药。常用药物包括对乙酰氨基酚(扑热息痛)、阿司匹林、双氯芬酸盐、酚咖片(加合百服宁)、布洛芬缓释胶囊(芬必得)、吲哚美辛(消炎痛)、吲哚美辛控释片(意施丁)等。

第二阶梯:中度疼痛给予弱阿片类±非甾体类抗炎药和辅助止痛药。常用药物有可待因、布桂嗪(强痛定)、曲马多、曲马多缓释片(奇曼丁)、酒石酸二氢可待因控释片(双克因)等。

第三阶梯:重度疼痛给予阿片类±非甾体类抗炎药和辅助止痛药。此阶梯常用药物有吗啡片、盐酸吗啡缓释片(美菲康)、硫酸吗啡缓释片(美施康定,可直肠给药)等(哌替啶,由于其代谢产物毒性大等因素,未被推荐用于控制慢性疼痛)。

常用辅助药物有:①抗抑郁药:推荐使用三环类抗抑郁药,如去甲替林、阿米替林、多塞平。该类药物对于灼痛、麻木样疼痛,坠胀性疼痛,带状疱疹引起的疼痛,化疗药物外漏引起的神经病理性疼痛,疗效明显。如阿米替林:每片25mg,45岁以下患者,睡前口服1片;45岁以上患者,睡前口服半片。②抗惊厥药:如加巴喷丁、卡马西平。对于神经损伤所致的撕裂痛、放电样疼痛、枪击样疼痛疗效较好。如加巴喷丁:100mg,每天3次,3~7天后可加量,总量达900~1200mg/d。普瑞巴林:初始剂量50mg,每日3次,可增加到100mg,每日3次。③糖皮质激素:如泼尼松、地塞米松。适用于癌症脑转移所致的脑水肿颅内压增高的头痛,肿瘤浸润脑脊膜等所致疼痛;但此类药物不宜长期使用,并应注意与非甾体类抗炎药合用时存在不良反应叠加的问题。④抗心律失常药。⑤苯二氮䓬类药物。⑥羟嗪类精神兴奋剂。

合用辅助药物可能更有效地缓解某些疼痛,如神经病理性疼痛。辅助用药还可能减少阿片类药物的用量,减少阿片类药物的不良反应。选用辅助用药时,应注意从低剂量开始,用药 3~5 天后根据病情调整用药剂量,但在老年人和体弱者需缓慢滴定剂量,肾功能不全者需要调整剂量。

（二）三阶梯止痛用药原则

1. **首选口服用药或无创途径给药**　除非需要快速镇痛,或患者存在口服给药的不良反应,口服用药途径是首选。口服镇痛作用 60 分钟达峰。止痛药物无创途径给药,有利于癌症患者慢性疼痛长期用药,更为方便和经济。透皮贴剂给药,如芬太尼贴剂给药也是常用的无创给药途径,但在发热、汗多、广泛性皮肤病患者慎用。经胃肠外持续输注、静脉给药或皮下给药,推荐用于无法吞咽或有阿片类药物肠道吸收障碍的患者。快速镇痛应静脉给药,镇痛作用 15 分钟达峰。

2. **按时给药**　对疼痛的处理采取主动预防用药。有规律按时给药可使血药浓度长期保持较恒定的有效治疗水平,保证最佳止痛效果。止痛剂应有规律按时给予,而不是疼痛开始时才给,下一次用药应在前一次药物药效消失之前给予,具体时长取决于药物的有效血液浓度时间,得以持续镇痛。

3. **按阶梯给药**　按疼痛程度给予止痛强度不同的止痛药能更好地控制疼痛。轻度疼痛用非阿片类止痛药 ± 辅助药物,中度疼痛用弱阿片类药 ± 非阿片类止痛药 ± 辅助药物,重度疼痛用强阿片类药 ± 非阿片类止痛药 ± 辅助药物。除重度疼痛,一般从非阿片类止痛药开始用药,根据病情调整剂量,必要时从第三阶梯药物开始用药。

4. **个体化给药**　止痛药物的选择、用量、给药时间等多方面存在较大的个体差异,根据患者具体情况个体化治疗,是安全有效治疗的基本保障。

三、乳腺癌术后的镇痛治疗

(一)乳腺癌术后早期镇痛治疗

乳腺癌术后早期,因为手术部位皮神经的离断,虽然创面广,但多无明显的疼痛,患者术后早期出现的疼痛,多为术后早期患者患侧上肢受限,肩周肌肉组织长期维持某种姿势所导致的肩周肌肉组织劳损引发的疼痛,治疗上主要是引导患者改变患侧肩关节姿势,适当增加相应的锻炼,并辅以按摩,严重者可口服非甾体类抗炎药,如布洛芬、双氯芬酸等。

(二)乳腺癌术后遗留神经痛的药物治疗

乳腺癌手术创面较大,从皮下脂肪层到浅筋膜深层(胸大肌筋膜),内外侧多有肋间神经皮支穿出胸壁,手术过程中予以切断导致术后神经痛,或者因为化疗或放疗引起。神经病理性疼痛是由外周或中枢神经系统遭受伤害导致的。这种类型的疼痛可形容为灼痛、刀割样痛或电击样疼痛。神经病理性疼痛的范例包括椎管狭窄或糖尿病神经病变引起的疼痛,或作为化疗(如长春新碱)或放疗的不良反应。局部可给予解热镇痛类药物,如果疼痛明显,给予解热镇痛类药物后仍不能缓解,可使用普瑞巴林,但需要注意不良反应。

(李兴睿　沈文状)

参考文献

[1] 中华人民共和国卫生部. 癌症疼痛诊疗规范(2011 年版).

[2] National Comprehensive Cancer Network. NCCN clinical practice guidelines in Oncology：Adult Cancer Pain(V2. 2017).

［3］孙燕,顾慰萍.癌症三阶梯止痛指导原则.第2版.北京:北京医科大学出版社,2002.

［4］于世英,胡国清.肿瘤临床诊疗指南.第3版.北京:科学出版社,2013.

［5］中国抗癌协会癌症康复与姑息治疗专业委员会(CRPC)难治性癌痛学组.难治性癌痛专家共识(2017年版).中国肿瘤临床,2017,44(16):787-793.